中国医学临床百家·病例精解

首都医科大学附属北京友谊医院

呼吸内科疾病

病例精解

主　编◎徐　波

副主编◎何　馨　聂　姗

科学技术文献出版社
SCIENTIFIC AND TECHNICAL DOCUMENTATION PRESS
·北京·

图书在版编目（CIP）数据

首都医科大学附属北京友谊医院呼吸内科疾病病例精解 / 徐波主编. —北京：科学技术文献出版社，2024.9

ISBN 978-7-5235-0263-1

Ⅰ.①首…　Ⅱ.①徐…　Ⅲ.①呼吸系统疾病—病案　Ⅳ.①R56

中国国家版本馆 CIP 数据核字（2023）第 084343 号

首都医科大学附属北京友谊医院呼吸内科疾病病例精解

策划编辑：邓晓旭　责任编辑：邓晓旭　胡　丹　责任校对：张　微　责任出版：张志平

出 版 者　科学技术文献出版社
地　　址　北京市复兴路 15 号　邮编 100038
编 务 部　（010）58882938，58882087（传真）
发 行 部　（010）58882868，58882870（传真）
邮 购 部　（010）58882873
官方网址　www. stdp. com. cn
发 行 者　科学技术文献出版社发行　全国各地新华书店经销
印 刷 者　北京虎彩文化传播有限公司
版　　次　2024 年 9 月第 1 版　2024 年 9 月第 1 次印刷
开　　本　787 × 1092　1/16
字　　数　140 千
印　　张　12
书　　号　ISBN 978-7-5235-0263-1
定　　价　98.00 元

前言

临床工作中只有不断对诊治过的病例进行分析、归纳和追踪，总结经验教训，复习相关文献，才能不断提高临床医生的诊疗水平。

正确的诊断来源于详细地询问病史、细致地体格检查、合理必要的检验。在呼吸系统疾病的诊断中，离不开胸部 CT 检查、支气管镜检查，同时细胞及组织的病理诊断对呼吸科许多疾病有诊断价值。

我们通过整理分析近几年首都医科大学附属北京友谊医院呼吸内科临床工作中遇到的疑难病例，总结完善了临床工作，有益于实习教学。我们选取了 30 个临床实例，多数病例是经过我们临床反复讨论会诊和追踪复查才明确诊断的，内容涉及肿瘤、炎症性疾病、结核病、胸膜疾病、肉芽肿疾病、肺血管及大气道疾病等呼吸系统病种。我们把影像学、气管镜下所见和病理学检查结果，一起呈现给大家，并对相关疾病进行了复习，希望能对呼吸内科专业的研究生和呼吸内科同人有一些帮助。

在此书编写过程中，得到了内科教研室梁金锐主任和虞艳波秘书的指导和联络帮助及呼吸内科全体医师的大力支持，在此深表感谢。

限于时间和作者水平，书中如有不当之处，希望广大读者批评指正。

徐波

目 录

肿瘤

结核

气道病变

感染性疾病

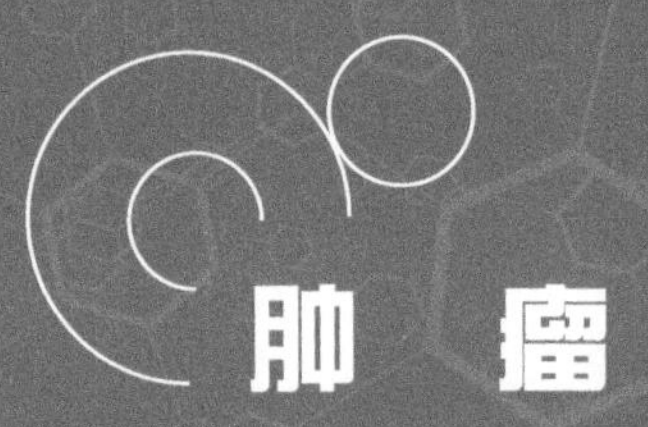

001 易与间质性肺炎混淆的肺腺癌

病历摘要

现病史：患者，51 岁女性，主因间断咳嗽、咳痰、喘憋 2 个月收入院。患者 2 个月前劳累后出现咳嗽伴流涕，偶伴喘憋，无发热、咳痰。自服酚麻美敏片后，流涕缓解，但咳嗽未缓解，1 个月前咳嗽加重，就诊于当地医院，予以对症抗感染（具体不详）治疗 3 天，症状未见明显缓解。半个月前患者咳嗽加重，并出现喘憋，活动后为著，夜间可平卧，双下肢无水肿。遂就诊于我院门诊，完

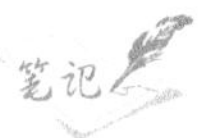

善胸部X线片提示双肺可见多发、散在分布斑片状实变、磨玻璃影及腺泡结节影，边缘模糊不清；双肺上叶可见小叶间隔较均匀增厚；右侧胸腔少量积液（图1.1）。为进一步诊治收入我科，患者自发病以来，精神欠佳，睡眠差，食欲欠佳，间断恶心、呕吐，大小便正常，近1个月体重下降2 kg。

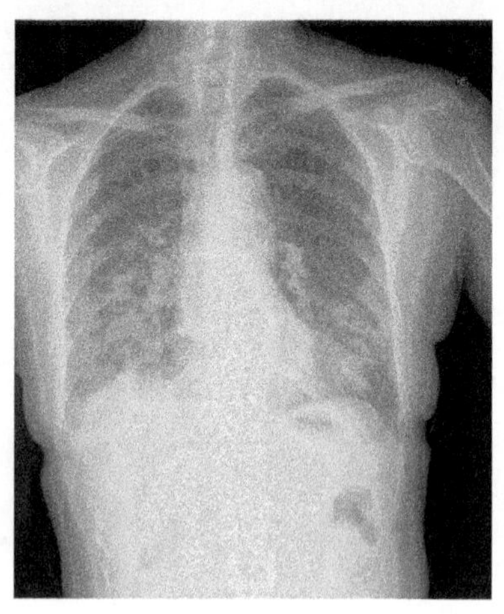

图1.1　入院前胸部X线片

既往史：高血压2年余，血压最高达150/100 mmHg，间断服用苯磺酸氨氯地平片治疗，未规律监测血压。耳石症病史5年余。否认慢性呼吸系统疾病，否认糖尿病、冠心病等慢性病史。否认结核病、肝炎等传染病史。

药物过敏史：青霉素、索米痛片、氯芬黄敏。否认吸烟、饮酒史，家里养鸽子、宠物狗。家族史：父亲患胃癌，母亲患高血压。

查体：T 36.4 ℃，R 20次/分，P 75次/分，BP 148/90 mmHg。神清，状况欠佳。双肺呼吸音粗，未闻及明显干、湿性啰音。心律齐，各瓣膜区未闻及杂音，未闻及心包摩擦音。腹部平坦，全腹无压痛、反跳痛、肌紧张，未触及包块，肝脾肋下未触及，肠鸣音4次/分，双下肢无水肿。

笔记

诊疗经过：患者为51岁女性，否认慢性呼吸系统疾病，此次主因咳嗽、咳痰、喘憋收入院，入院后完善相关化验检查：血气分析示 pH 7.433，PCO_2 35.1 mmHg，PO_2 79.1 mmHg，SO_2 96.4%，HCO_3^- 22.90 mmol/L。血常规：WBC 6.4×10^9/L，GR% 70.3%，EO% 6.3%，HGB 155 g/L，ESR 28 mm/h。完善胸部 CT 提示间质性肺炎不除外，肺部感染，右侧少量胸腔积液（图1.2）。

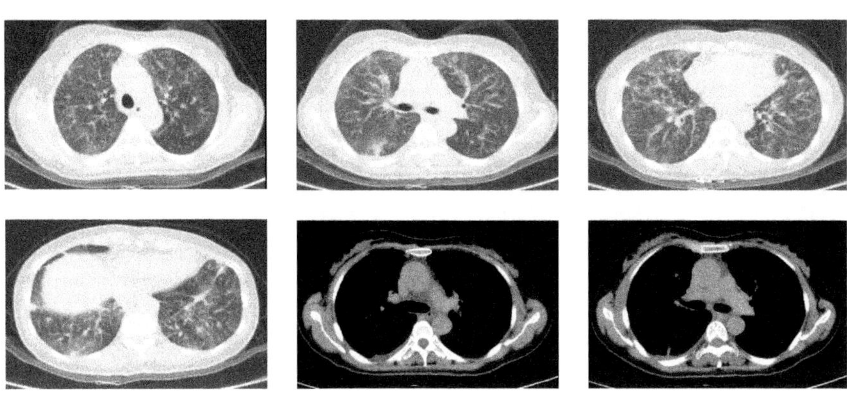

图1.2 入院时胸部 CT

入院诊断考虑为肺部感染，治疗上给予莫西沙星等抗感染，盐酸氨溴索化痰，二羟丙茶碱、布地奈德气雾剂雾化平喘治疗，并积极完善痰病原学检查。痰涂片：找到革兰阴性杆菌及革兰阳性球菌。痰找霉菌、痰找结核菌均为阴性。结核分枝杆菌抗体试验、病毒九项、嗜肺军团菌血清学分型均为阴性。肺炎支原体抗体测定：1∶160（阳性）。梅毒血清特异性抗体测定、HIV 抗体检测、乙肝五项 + 丙肝抗体均为阴性。免疫方面：ASO + CRP + RF、ANA、ENA、ANCA 均为阴性。免疫球蛋白 + 补体：C4 57.70 mg/dL。血管紧张素转化酶 26.5 U/L。肿瘤标志物：CYF211 10.05 ng/mL，NSE 30.88 ng/mL，CEA 15.90 ng/mL，CA125 152.20 U/mL。患者喘憋症状进行性加重，完善肺功能提示混合性通气功能障碍（VC 55.2%，FEV1/FVC 62.51%，FEV1 40.6%），气道可逆试验为阴

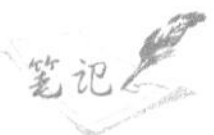

性。弥散功能降低，气道弹性及黏性阻力正常。完善支气管镜检查（图1.3）：右中间段支气管黏膜充血，右中叶支气管黏膜萎缩，右侧各支气管开口通畅，左总支气管充血水肿，左上叶尖后段、左舌叶支气管黏膜萎缩，各支气管开口通畅，未见新生物，未见出血。

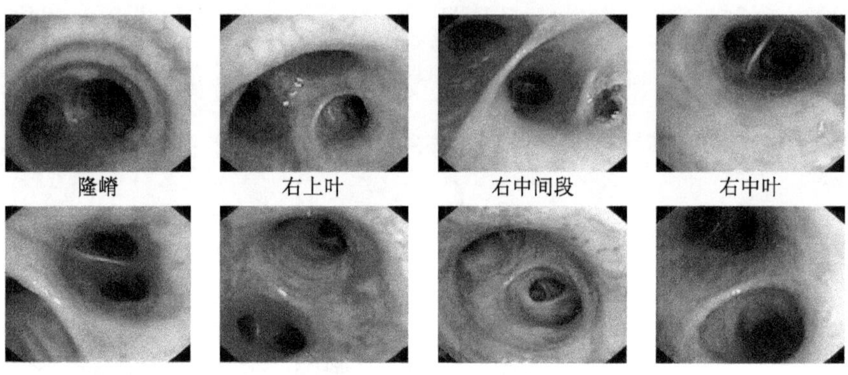

图1.3　支气管镜下所见

对肺右中叶进行支气管肺泡灌洗，肺泡灌洗液未见恶性细胞、抗酸杆菌、致病菌、真菌。肺泡灌洗液离心涂片细胞分类：上皮细胞30%，巨噬细胞20%，嗜酸性粒细胞10%，淋巴细胞20%。完善全身单光子发射计算机断层成像（SPECT）（图1.4）提示肝脏内放射性分布不均匀，双肺、肺门及扫描范围内其他器官未见异常放射性浓聚灶。

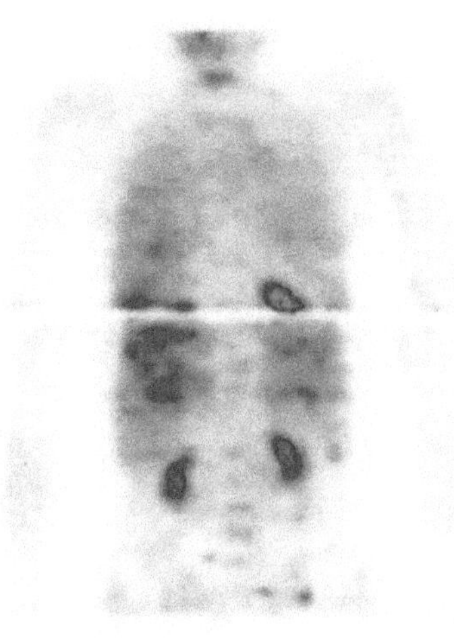

图1.4　全身SPECT检查

笔记

患者症状仍进行性加重，复查血气分析(FiO_2 41%)：pH 7.401，PCO_2 38.9 mmHg，PO_2 81.2 mmHg，SO_2 96.4%，HCO_3^- 23.60 mmol/L。血常规：WBC 5.6×10^9/L，GR% 71.3%，EO% 8.2%，HGB 137 g/L。ESR 36 mm/h。2 周后复查的胸部 CT（图 1.5）：①双肺多发磨玻璃密度灶、结节，小叶间隔增厚，双肺实变较前片增多；②双侧胸腔少量积液，较前片略增多；③心包少量积液；④两侧腋窝及纵隔内多发小淋巴结。

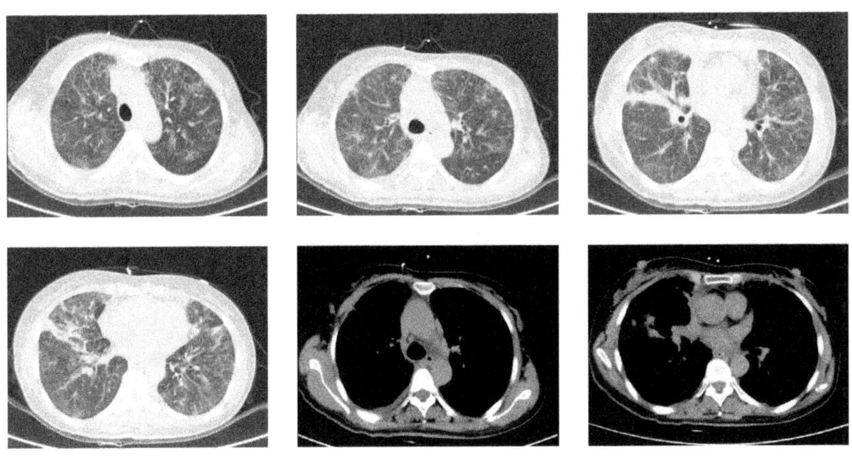

图 1.5　两周后复查的胸部 CT

经过两周治疗，患者未见明显缓解，胸部 CT 实变影较前增多，家属表示不理解，多次向患者家属交代病情，最终患者同意完善经皮肺活检。病理结果显示：肺泡腔及纤维间质内见非典型上皮细胞团。免疫组化（-1 及 -2)：TTF-1(-)，CK(+)，CD68(-)，Ki-67（约 15%），GK5/6(-)，FG3(-)，Vimentin(-)，肺腺癌浸润（图 1.6）。明确诊断为肺腺癌，后转入某肿瘤医院继续治疗。

诊断：肺腺癌，肺炎支原体肺炎，高血压 3 级（极高危）。

笔记

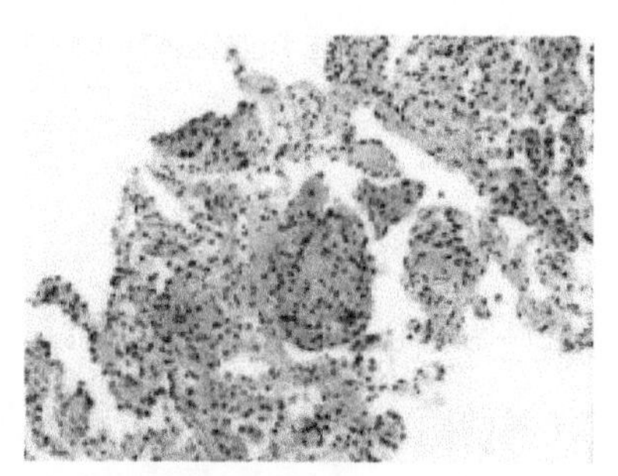

图 1.6　经皮肺活检病理（HE 染色，×100）

病例分析

该患者为 51 岁女性，病史短，进展快，有呼吸道感染病史，胸部 CT 提示双肺多发实变和磨玻璃密度灶。肺炎支原体抗体测定：1∶160（阳性），存在肺炎支原体肺炎。患者渐进性呼吸困难、喘憋重、血氧分压低、胸部 CT 提示癌性淋巴管炎征象，我们考虑有肿瘤可能，但气管镜和 SPECT 检查均无阳性所见，最后经皮肺活检确诊。

癌性淋巴管炎是一种经肺内或肺外恶性肿瘤转移，并在肺淋巴管内弥漫性、广泛生长的肺内转移癌。转移瘤组织沿肺内淋巴管恶性增殖、蔓延。淋巴管周围炎症细胞聚集，纤维组织增生，肺泡组织气体交换障碍，最终造成呼吸衰竭和肺动脉压力明显增高而导致患者死亡；因其影像学表现与其他肺间质性病变相似，易误诊。肺支气管血管束增粗是癌性淋巴管炎最具特异性的高分辨率 CT（HRCT）征象，其增多、增粗的支气管血管束呈非对称性分布，边缘呈结节状或锯齿状改变。除此以外，还会出现：①小叶间隔不均一增厚，肺叶内细小网状结节影，以肺野中外带和肺底多见；②胸膜不规则结节增厚；③肺门纵隔淋巴结增大；④胸腔积液和（或）胸椎椎体破坏等特异性征象。治疗方法是控制原发病，也有研究表明糖皮质激素可能对抑制淋巴管及小血管壁水肿具有一定的作用。

笔记

病例点评

癌性淋巴管炎与肺间质性病变影像学相似，临床上易混淆，导致误诊，需认真判读 CT 找到二者之间的鉴别点以明确诊断。肺腺癌常见于女性，转移早，症状进展迅速，癌性淋巴管炎出现早，整体预后差，目前治疗效果仍不理想。

002 易被误诊为肺结核的肺腺癌

病历摘要

现病史：患者，男性，32 岁，主因“干咳 1 月余”入院。患者 1 月余前无明显诱因出现反复干咳，每天数十次，无咳痰、咯血，无发热、憋气等。自服头孢克洛，症状无好转。遂就诊于我院门诊，完善胸部 X 线片（图 2.1），提示右下肺野可见团块状高密度影，周围可见多

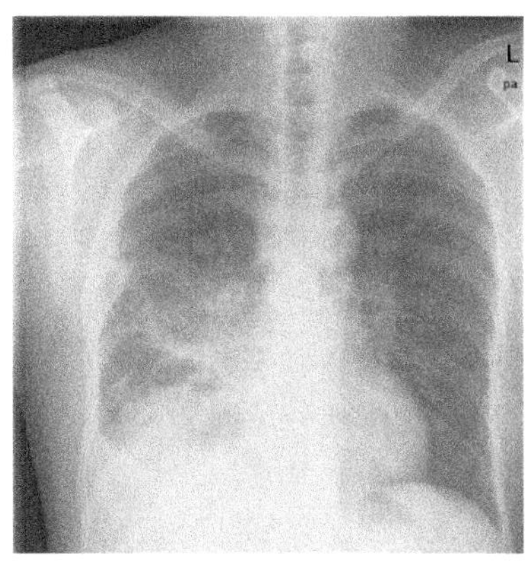

图 2.1　胸部 X 线片

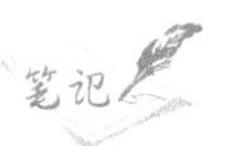

发斑片、斑点、索条影，右侧胸膜局部粘连增厚，左上肺第 2 前肋间可见结节影。遂以肺部阴影待查收入我院呼吸科。患者自发病以来，睡眠、精神、食欲欠佳，大小便如常，近半年体重下降 5 kg。

诊断：右肺病变，左上肺第 2 前肋间结节影，性质待定；右侧胸腔积液；右侧胸膜局部粘连增厚。

既往史：既往体健，否认慢性呼吸系统疾病及心脏病，否认肝炎、结核传染病史，否认毒物及放射物质接触史，否认输血、外伤手术史。无药物过敏史，对苹果、樱桃、桃过敏。否认吸烟、饮酒史，否认家族相关病史。

查体：T 36.0 ℃，P 84 次/分，R 17 次/分，BP 130/70 mmHg。神清，一般情况可，口唇略发绀，右锁骨上可触及一枚约“黄豆”大小的肿大淋巴结，质硬，无压痛，活动度好，右肺叩诊呈浊音，听诊呼吸音弱。左肺未闻及异常呼吸音，双肺未闻及干、湿性啰音，心律齐，各瓣膜听诊区未闻及病理性杂音及心包摩擦音。腹部平坦，未见腹壁静脉曲张及胃肠型、蠕动波，全腹无压痛，无反跳痛及肌紧张，麦氏点无压痛，肝脾肋下未触及，肝脾区无叩痛，移动性浊音阴性，肠鸣音 4 次/分。双下肢无水肿。

患者为 32 岁男性，主因咳嗽入院，既往体健，否认呼吸系统慢性疾病病史，否认烟酒史。胸部 X 线片提示右肺占位，炎症不除外，入院诊断考虑“肺部阴影、肺部感染”，进一步完善相关检查。

实验室检查：血气分析（入院即刻）：pH 7.373，PCO_2 42.7 mmHg，PO_2 73.4 mmHg，SO_2 95.4%，HCO_3^- 24.30 mmol/L。血常规 + CRP：WBC 5.5 × 10^9/L，GR% 59.4%，LY% 29.4%，RBC 5.20 × 10^{12}/L，CRP 3 mg/L。生化：ALT 36 U/L，AST 25 U/L，ALB 38.8 g/L，Cr 64 μmol/L，Urea 2.70 mmol/L，UA 417 mmol/L，CHOL 6.57 mmol/L，TG 2.05 mmol/L，LDL – C 3.49 mmol/L，h – CRP 6.79 mg/L。肿瘤标

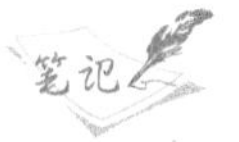

志物：CA125 51.90 U/mL，CEA >1500 ng/mL，CYF211 3.89 ng/mL，余均正常。

因患者门诊胸部 X 线片提示右侧胸腔积液，为明确胸腔积液性质，完善胸腔穿刺置管引流术，引流液为淡黄色清亮液体。胸腔积液常规：外观：黄色、浑浊，比重 >1.018。李凡他试验：阳性。有核细胞计数：2240×10^6/L。红细胞：少量。胸腔积液生化检查：TP 52.4 g/L，ALB 39.6 g/L，Cl^- 106 mmol/L，CO_2 26.7 mmol/L，GLU 5.02 mmol/L，OSM 285.6 mOsm/L。胸腔积液普通细菌涂片：未见细菌。胸腔积液未见抗酸杆菌。胸腔积液 ADA 40.8 U/L，LDH 355 U/L。

入院后给予莫西沙星 0.4 g 每天 1 次静脉滴注抗感染、盐酸氨溴索 45 mg 每天 2 次静脉滴注化痰治疗。

经上述治疗及充分引流胸腔积液后，患者自觉咳嗽症状有明显缓解，有黄痰，易咳出。完善胸部增强 CT，提示双肺多发结节影，形态不规则，右肺上叶后段、中叶及下叶支气管起始部狭窄，性质待查（图 2.2）。

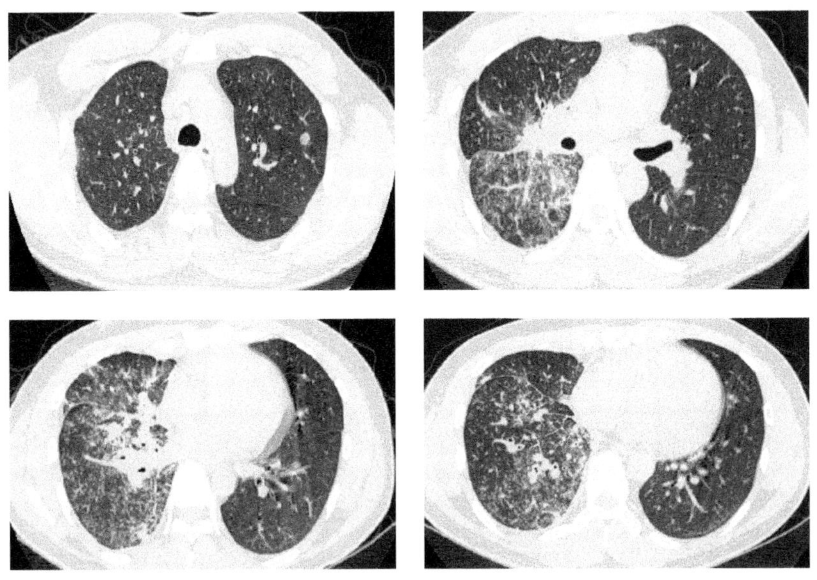

图 2.2　胸部增强 CT

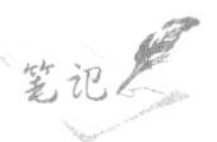

结合患者胸部CT表现，考虑肺部病变形态不能仅以“肺部感染”解释，需进一步检查以明确肺部病变性质。而电子支气管镜检查创伤小、能够直接到达病变位置进行活检，是首选的检查手段。

在向患者及家属详细交代病情后，进一步完善支气管镜检查（图2.3）：气管、支气管黏膜轻度充血，支气管内可见较多分泌物；右上叶各段支气管开口略显狭窄，远端尚通畅，右中叶支气管开口外压性狭窄，气管镜不能进入，黏膜略增厚，余未见明显异常；于右中叶支气管开口处活检。

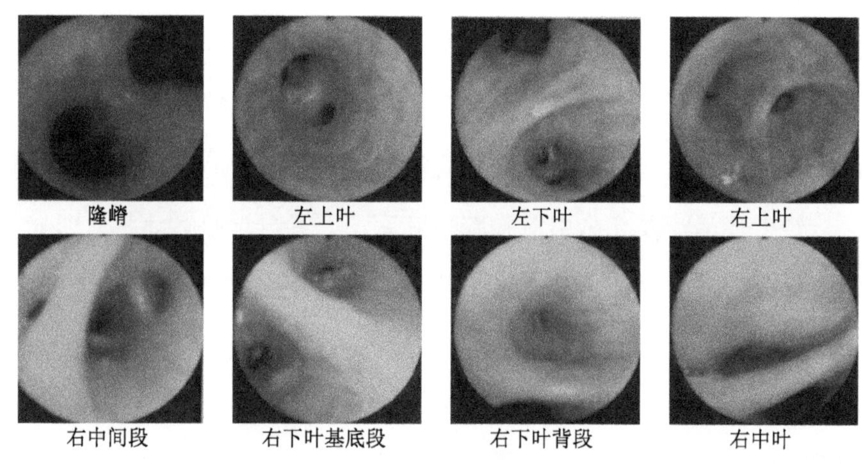

图2.3　支气管镜下所见

右中叶病理活检结果回报（图2.4）：组织固有层内见异型细胞巢；免疫组化染色，提示CK7(+)，TTF-1(+)，CD56(-)，Syn(-)，P36(-)，CK5/6(-)，CgA(-)；结合免疫组化染色结果，考虑为肺腺癌浸润。

向患者及家属充分交代病情，患者表示理解，并要求出院，于北京某医院进一步诊治。

确定诊断：右肺中叶腺癌（Ⅳ期），胸膜转移，恶性胸腔积液，右侧阻塞性肺炎。

笔记

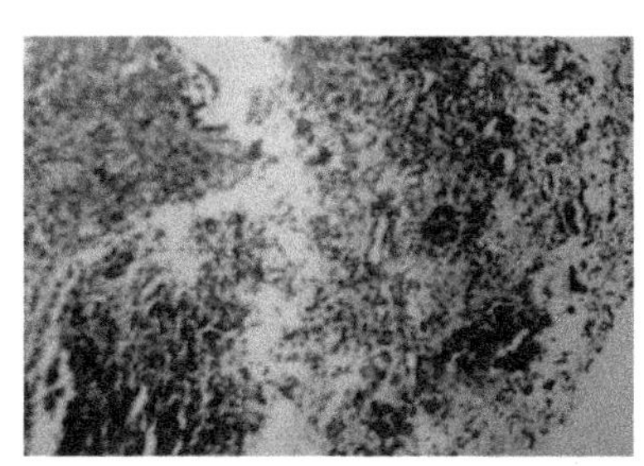

图 2.4　右中叶活检病理（×10，HE 染色）

病例分析

治疗难点及注意事项：该患者为 32 岁男性，既往体健，病史短，胸部 CT 右上叶后段病变及右中叶、下叶支气管开口狭窄，首先考虑为肺结核可能。

肺腺癌是最常见的肺癌类型，约占肺癌病例的一半。主要来自小支气管的黏液腺体，约有 3/4 发生于肺周边，生长较缓慢，早期即可侵犯血管和淋巴管，引起远处转移，多累及胸膜；癌细胞为立方形或柱状，细胞形态不规则，核大，染色深，核仁明显。肺腺癌常发生于肺原先有损伤的区域。临床表现可为不明原因咳嗽、咯血，伴喘鸣、胸闷气短。确诊需要病理、组织学证实。

病例点评

支气管肺肿瘤多发生在 50 岁以上的患者，但肺腺癌发病年龄相对年轻，此病例患者 32 岁。诊断上要经过详细询问病史，以及抗感染治疗后病变有无缩小等与肺部炎症性疾病相鉴别。肺部肿瘤的确诊要依靠活检病理，支气管黏膜活检病理应行免疫组化以进一步判断肿瘤来源，腺癌要着重鉴别是原发于支气管黏膜还是其他脏器（如胃肠道黏膜）。

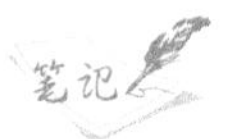

003 肺黏液腺癌

病历摘要

现病史：患者，男性，65 岁。主因“间断咳嗽、咳痰 1 周”入院。患者 1 周前在天气变化后出现咳嗽、咳痰，为白色黏痰，易咳出。无发热、胸闷、胸痛，无咯血、呼吸困难，无乏力、盗汗。自服止咳、化痰等药物（具体不详）后，症状未见明显好转。遂于我院住院治疗。患者自发病以来，饮食、睡眠、精神可，大小便正常，体重无明显改变。

既往史：平板试验阳性，冠状动脉粥样硬化性心脏病不除外。否认慢性呼吸系统疾病，否认高血压、糖尿病、脑血管病等疾病病史。胆囊切除术后，术中无输血史。否认外伤史。对头孢类过敏。吸烟 40 余年，每天 20 支，否认酗酒史。否认粉尘接触史、园林植物接触史。否认家族类似病史。

查体：T 36.6 ℃，R 18 次/分，P 78 次/分，BP 142/72 mmHg。神清，精神可，结膜苍白、巩膜无黄染，全身皮肤黏膜无瘀斑、黄染，无肝掌及蜘蛛痣。全身浅表淋巴结未触及肿大。口唇无血痂，无牙龈渗血，无肿胀、溢脓，未见口腔溃疡。咽部无红肿，双侧扁桃体无肿大。胸廓对称无压痛，双肺触觉语颤正常且对称，双肺叩诊呈清音，双肺呼吸音粗，未闻及明显干、湿性啰音，未闻及胸膜摩擦音。心律齐，各瓣膜听诊区未闻及病理性杂音及心包摩擦音。腹部平坦，可见一纵行手术切口，长约 15 cm，另一手术切口沿肋

弓缘走行，长约 20 cm，未见腹壁静脉曲张及胃肠型、蠕动波，全腹无压痛，无反跳痛及肌紧张，麦氏点无压痛，肝脾肋下未触及，肝脾区无叩痛，移动性浊音阴性，肠鸣音正常。双下肢无水肿。

诊疗经过：患者为 65 岁男性，因咳嗽、咳痰入院，入院后完善相关检查。血气分析：pH 7.409，PCO_2 38.90 mmHg，PO_2 70.00 mmHg，SO_2 97.4%。血常规 + CRP：WBC 11.93 × 10^9/L，GR% 73.8%，RBC 4.90 × 10^{12}/L，CRP 5 mg/L。生化：ALT 23 U/L，AST 35 U/L，ALB 31.1 g/L，Cr 75 μmol/L。肿瘤标志物：甲胎蛋白（AFP） 17.11 ng/mL，CEA 6.62 ng/mL，CA125 82.80 U/mL，CA19 – 9 > 1957.00 U/mL，CYF211 3.87 ng/mL，CA50 1000.00 ng/mL。ESR：76 mm/ h。痰涂片：找到革兰阴性杆菌及革兰阳性球菌。痰培养 + 鉴定、痰找霉菌、痰找结核、结核抗体、结核感染 T 淋巴细胞等均为阴性。G 试验、GM 试验均为阴性。

完善胸部 CT（图 3.1）：双肺多发斑片影，小结节状高密度影及多发空洞影，病灶外壁毛糙，内壁光滑，以双肺下叶及胸膜下为著；双肺下叶见多发小叶间隔增厚及网格状影。

患者肿瘤标志物升高，结合胸部 CT 表现，为明确诊断，进一步完善支气管镜检查，病理结果回报未见恶性细胞。因诊断仍不明确，向患者及家属详细交代病情，进一步完善 PET/CT 检查（图 3.2），提示：①双肺多发不规则结节、斑片及空洞影，部分氟代脱氧葡萄糖（^{18}F – fluorodeoxyglucose，FDG）代谢增高，与本院 2017 年 10 月 27 日胸部 CT 对比，部分病灶较前略增大、形态改变，考虑感染性病变可能，建议治疗后复查；双肺下叶及左肺上叶下舌段轻度支气管扩张；双侧颈部、锁骨上区、纵隔及双侧肺门多发大小不等的淋巴结，部分 FDG 代谢增高，考虑炎性反应性摄取可能，建议动态观察；双侧胸膜局限性增厚，未见异常 FDG 代谢增高。②双侧

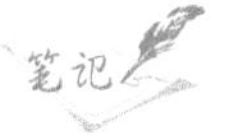

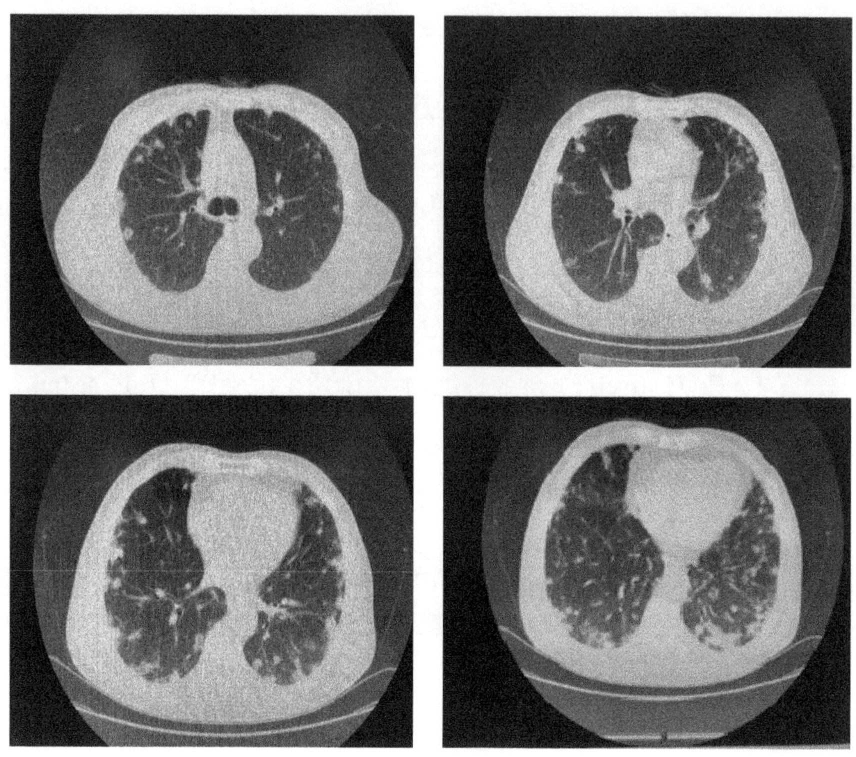

图 3.1　胸部 CT

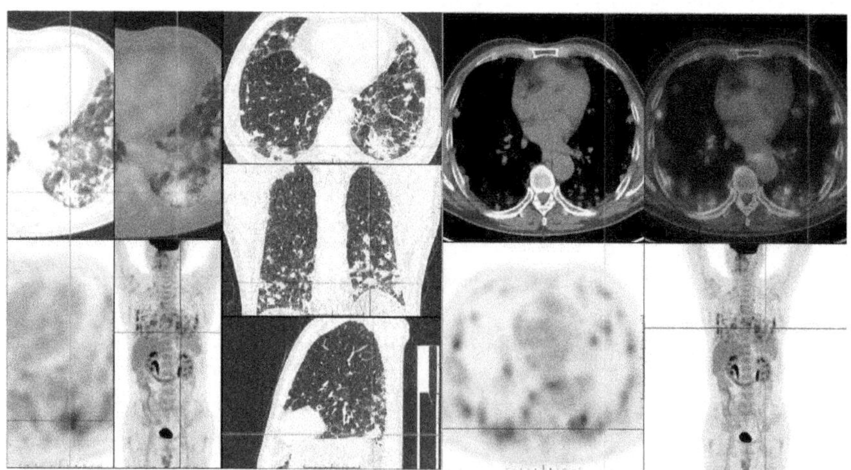

图 3.2　PET/CT

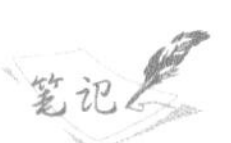

下颌下腺切除术后状态；右侧腭扁桃体稍增大，FDG 代谢轻度增高，考虑炎症病变，建议动态观察。③胆囊切除术后状态；胆总管增宽，未见密度影及 FDG 异常代谢，首先考虑胆囊切除术后继发改变，请结合腹部超声检查。④脊柱退行性改变。⑤余躯干及脑部 PET/CT 检查未见明显异常代谢征象。

患者 PET/CT 检查结果回报考虑感染性病变可能性大，入院后给予盐酸莫西沙星 0.4 g 每天 1 次抗感染治疗，患者自觉咳嗽、咳痰症状减轻，拒绝进一步有创检查明确诊断，遂出院，嘱患者择期复查胸部 CT。

出院 6 个月后，患者因“咳嗽、咳痰加重伴发热 2 周”再次收住我科。

相关辅助检查结果：血气分析：pH 7.419，PCO_2 37.90 mmHg，PO_2 72.00 mmHg，SO_2 97.4%。血常规 + CRP：WBC 12.73×10^9/L，GR% 76.8%，RBC 4.70×10^{12}/L，CRP 32 mg/L。痰涂片：找到革兰阴性杆菌及革兰阳性球菌。痰培养 + 鉴定、痰找霉菌、痰找结核、呼吸道病原体九联检均为阴性。肺炎支原体抗体：≥1∶640（阳性）。肿瘤标志物：CA19－9 和 CA50 仍然明显增高，＞1000.00 ng/mL。ESR：82 mm/h。G 试验、GM 试验均为阴性。

复查胸部 CT（图 3.3）：双肺内见多发斑片状、小结节状高密度影，内可见多发空洞影，病灶外壁毛糙，内壁光整，以双肺下叶及胸膜下为著，部分空洞似与支气管相连；双肺下叶见多发病变，小叶间隔增厚及网格状影，较前片加重；主气管、双肺支气管及其分支管腔通畅，双肺门及纵隔内见多发淋巴结。病变较前增多。

入院后给予头孢唑肟钠抗感染，二羟丙茶碱平喘，盐酸氨溴索、鲜竹沥液化痰治疗。患者肺部病变较前明显加重，血象增高，肿瘤标志物仍显著增高，故再次完善支气管镜检查（图 3.4），提

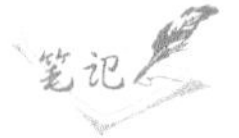

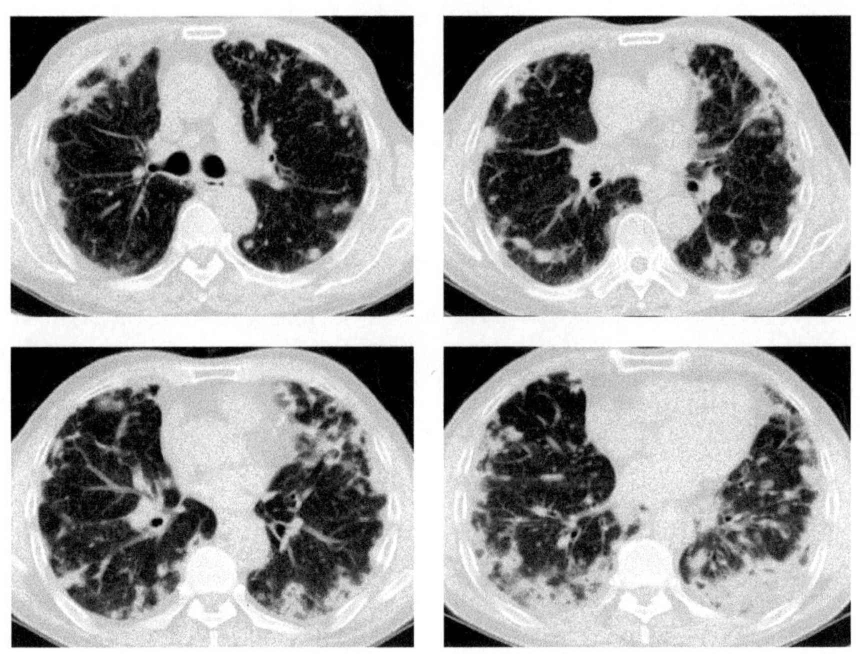

图 3.3　复查胸部 CT

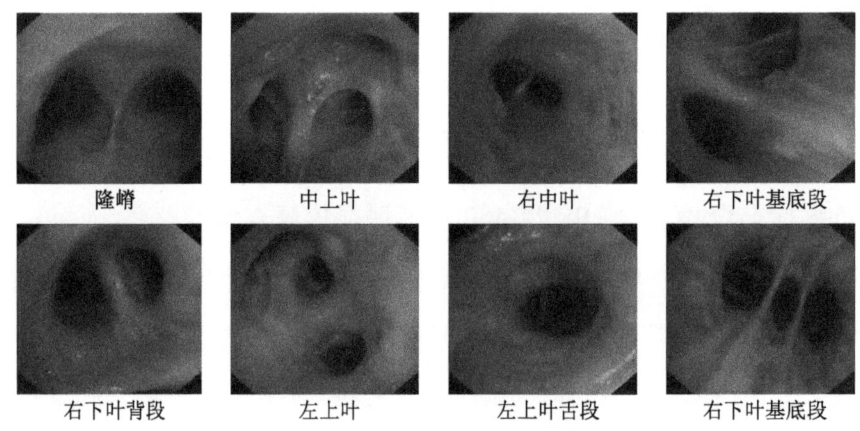

图 3.4　支气管镜下所见

示气管通畅，黏膜完整，未见瘘口，隆嵴尚锐利；双侧支气管黏膜普遍增厚，支气管内可见较多黏性分泌物；余未见明显异常；未见新生物，未见出血。右下叶后基底段灌入生理盐水 120 mL，回收泡沫状浑浊液体约 90 mL，分送细胞学找结核菌、细菌培养，送细胞

分类 CD4/CD8、PAS 染色等检查。右下叶后基底段远端刷检，活检支气管黏膜一块。

支气管肺泡灌洗液检查结果回报：真菌培养示少量白念珠菌。肺泡灌洗液淋巴细胞亚群：$CD3^+$ 95.95%，$CD3^+CD4^+$ 67.55%，$CD3^+CD8^+$ 24.11%，$CD4^+/CD8^+$ 2.08，NK 细胞 1.59%。肺泡灌洗液离心涂片细胞分类：肺巨噬细胞约占 25%，上皮细胞约占 40%，中性粒细胞约占 20%，淋巴细胞约占 15%，PAS(−)，未见明确肿瘤细胞，未见明确真菌。

患者肺部病变原因未明，再次向患者家属建议完善经皮肺穿刺活检，经过耐心细致地讲解，患者表示同意，完善经皮肺穿刺。B 超引导下肺穿刺活检病理（图 3.5）：部分肺泡上皮有异型性，细胞内可见黏液，结合免疫组化染色及特殊染色结果，不除外浸润性黏液腺癌。免疫组化：TTF−1(−)、NapsinA(−)、CDX−2(−)、CK20(−)、P53(−)、Ki−67（散在+）。特殊染色：PAS 细胞内、外黏液(+)，抗酸(−)。

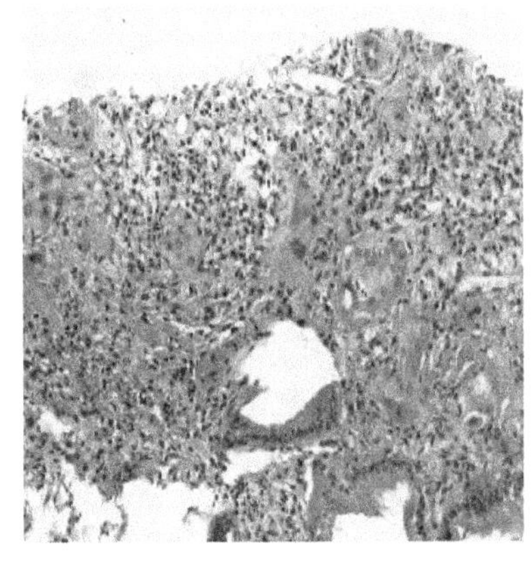

图 3.5　肺穿刺活检病理（×10·HE 染色）

诊断：浸润性黏液腺癌，肺炎支原体肺炎。

患者肺部感染症状好转后出院，于外院就诊继续治疗。

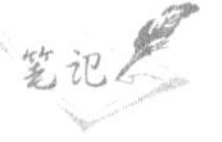

病例分析

患者为65岁男性，因呼吸道感染入院，发现双肺下叶及胸膜下多发小空洞影，历时6个月，多次行有创检查，最终才明确诊断为肺浸润性黏液腺癌。

肺腺癌在非小细胞肺癌中最常见，是组织类型最多变的一个亚型。肺黏液性腺癌（mucin - producing adenocarcinoma of the lung，MPA）是肺腺癌的一种特殊亚型，其组织学特点是肿瘤内含有丰富的黏液，具有独特的临床病理特征和免疫表型。男性较女性多见，无典型症状和体征，常见的临床症状包括慢性长期咳嗽、咳痰等。其影像学表现无明显特异性，多表现为边界清楚、密度略低的结节状团块影，内含有丰富的胶质黏液物质。MPA确诊的金标准为病理学检查。肿瘤组织呈界限不清的褐色或灰褐色、柔软、半透明似胶冻的瘤体组织，肿瘤细胞产生的细胞外黏液在细胞外形成大小不等的黏液池（黏液湖），黏液湖周围衬覆高柱状细胞。由于MPA发病率低，临床相对罕见，现仍缺乏深入了解，故认为其病因、发病机制及治疗与普通型肺腺癌相同，但其整体预后较普通型肺腺癌更差。

肺黏液腺癌发病率低，无特异性临床表现，影像学表现不典型，需要临床医师提高对该病的认知度。

病例点评

肺黏液腺癌属于肺腺癌的一个亚型，发病率低；该患者临床症状及影像学表现不典型，PET/CT检查未见明显异常代谢征象，但

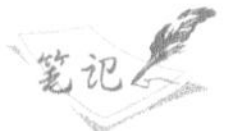

肿瘤标志物 CA19－9 和 CA50 明显增高，应当在第一次住院时就尽早行经皮肺穿刺，早治疗有利于改善预后，应吸取教训。

004 小细胞肺癌

病历摘要

现病史：患者，男性，56 岁，主因“发热伴咳嗽 7 天”收入院。患者无明显诱因出现发热，体温最高达 39 ℃，伴咳嗽、痰少，无喘憋、乏力，无畏寒、寒战，无咽痛，无咯血，无胸痛、胸闷、心悸，无尿频、尿急、尿痛。就诊于当地医院，诊断为肺部感染，给予抗生素（具体不详）治疗，症状未见好转，体温最高达 38 ℃。当地医院门诊检查提示血象增高（具体不详），建议于上级医院就诊，故就诊于我院门诊，完善胸部 CT 提示右肺下叶感染性病变（图 4.1），给予口服盐酸莫西沙星抗感染、盐酸氨溴索化痰等治疗，3 天后患者体温恢复正常，咳嗽、咳痰症状未见明显好转，复查血常规提示 WBC 11.12×10^9/L，CRP 65 mg/L。现为行进一步治疗收入院。患者自发病以来，睡眠、精神、食欲尚可，大小便如常，体重无明显改变。

既往史：高血压 5 年余，血压最高达 160/100 mmHg，规律用药，自诉血压控制尚可。焦虑抑郁症、呼吸睡眠暂停综合征病史 3 年余。否认糖尿病、冠心病病史。否认慢性肝病、慢性肾脏病病史。否认肝炎、结核等传染病史。否认手术史、外伤史，否认输血史。既往有左氧氟沙星过敏。吸烟史 30 年，平均每天 8～10 支。

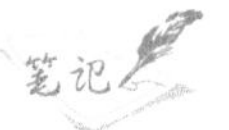

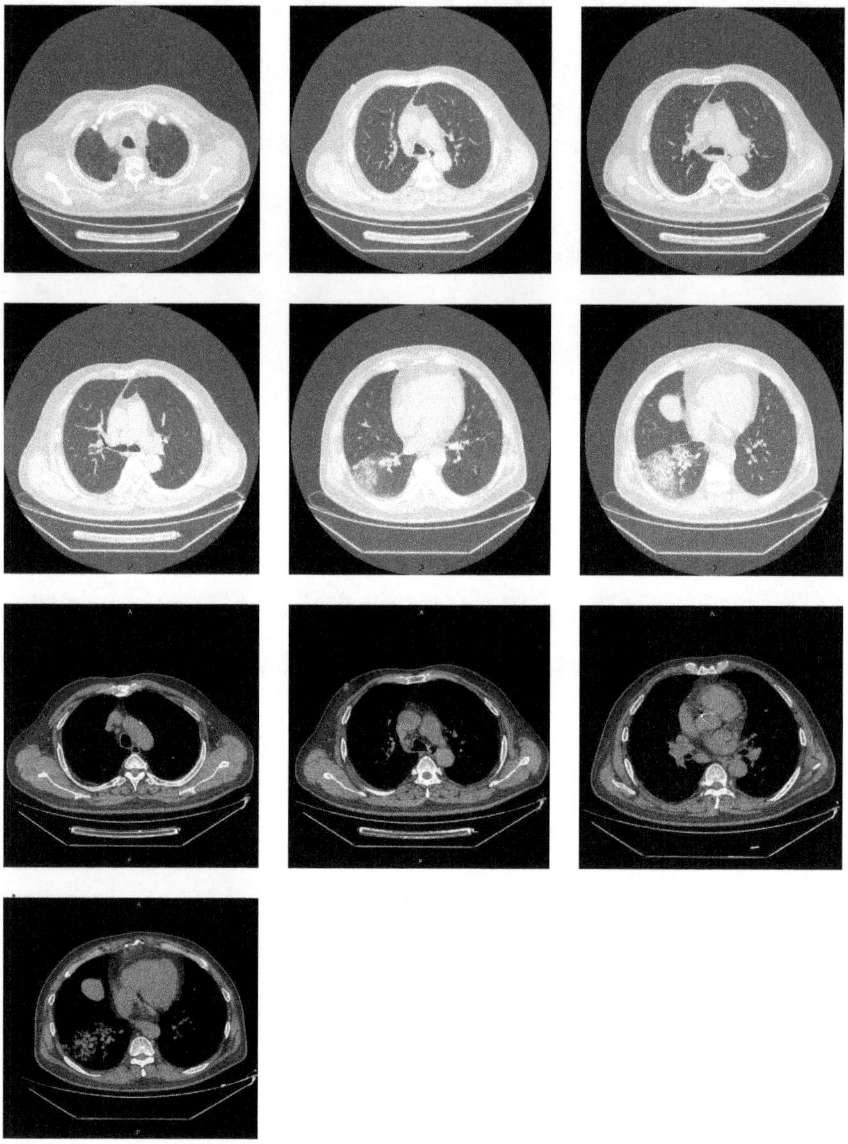

图 4.1　门诊胸部 CT

饮酒史 30 年，平均每天半斤。否认家族中类似病史。

入院查体： T 36.3 ℃，P 65 次/分，R 18 次/分，BP 134/62 mmHg。神清，精神可，双肺叩诊清音，双肺呼吸音粗，右下肺可闻及湿性啰音，未闻及胸膜摩擦音。心律齐，未闻及额外心音，各瓣膜听诊区未闻及心脏杂音，未闻及心包摩擦音。腹壁柔软，无压痛、反跳

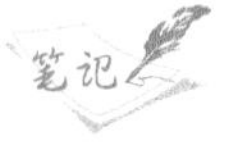

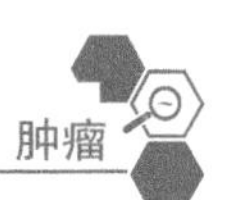

痛、肌紧张，移动性浊音阴性。肠鸣音正常，双下肢无水肿。

诊疗经过：患者为56岁男性，急性病程，主因发热伴咳嗽入院，查体可闻及右下肺湿性啰音，查血常规提示白细胞升高，C反应蛋白升高，查胸部CT提示右肺下叶大片实变影。入院后急查血气分析：pH 7.38，PCO_2 45.60 mmHg，PO_2 57.00 mmHg，SO_2 94.10%，血浆 HCO_3^- 27.80 mmol/L。血常规+C反应蛋白：WBC 8.24×10^9/L，LY% 18.8%，RBC 4.22×10^{12}/L，PLT 458×10^9/L，CRP 11 mg/L。生化：GLU 7.77 mmol/L，ALB 35.5 g/L，A/G 0.92，AST 12.0 U/L，CK 35 U/L。DIC初筛：凝血酶原时间活动度PT(A) 76.90%，Fbg 5.57 g/L。给予头孢唑肟钠抗感染，盐酸氨溴索化痰等对症治疗，并继续完善相关化验检查，除肺炎支原体抗体1∶40（阳性）外，余病原学未见异常。患者体温正常，咳嗽、咳痰症状略好转。肺功能提示FEV1 85.6%，FEV1/FVC 65.86%。诊断：阻塞性通气功能障碍，气道阻力增加，残总比轻度增加，气道可逆试验阴性，弥散功能降低。复查胸部CT（图4.2）：双肺可见多发大小不等的无壁透亮区，以双上肺为著；右肺下叶可见大片磨玻璃密度影及实变影，内见轻度扩张支气管影；右肺上叶前段可见小圆形结节影，边界清楚，直径约为0.3 cm；主气管、双肺支气管及其分支管腔通畅；双侧肺门及纵隔内多发淋巴结，大者位于气管隆嵴下，短径约为1.3 cm。

初步诊断：①右肺下叶感染性病变，较前略吸收；②双肺肺气肿、肺大疱，大致同前；③右肺上叶前段微结节；④纵隔内增大淋巴结，大致同前。

患者肺部实变影未见明显好转，故完善支气管镜检查（图4.3），提示双侧支气管黏膜普遍增厚，支气管内可见较多黏性分泌物，右下叶背段开口处黏膜结节样突起；右下叶基底段灌入生理盐水150 mL，回收浑浊液体约45 mL。完善细胞学、找结核菌、细菌培养、TCT、

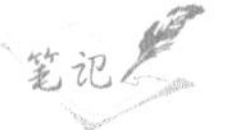

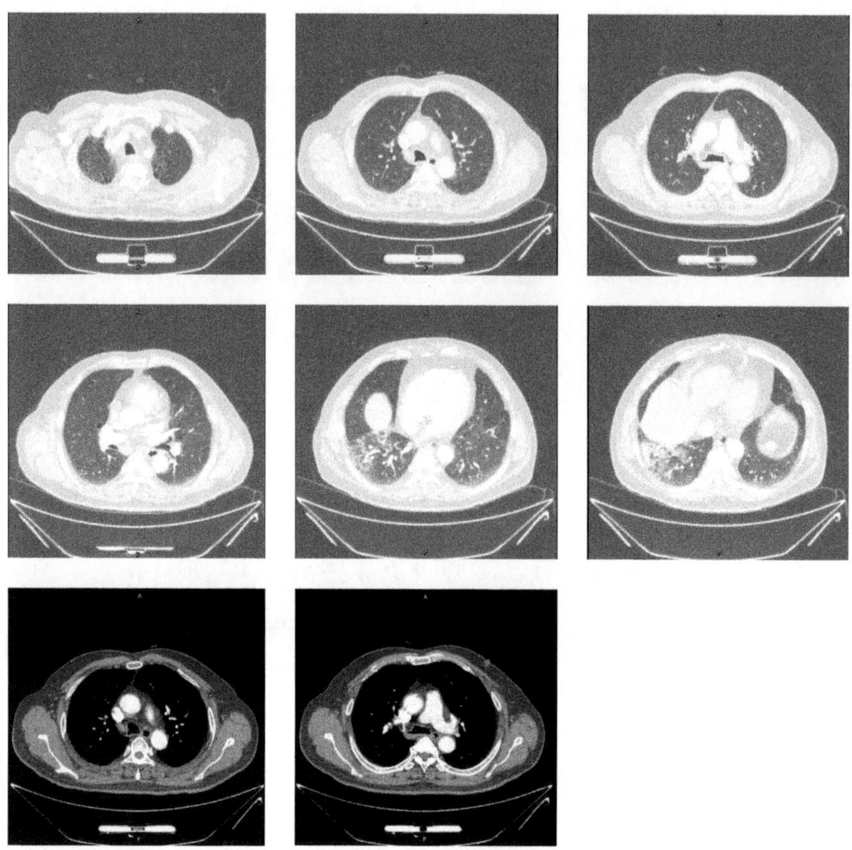

图 4.2　复查胸部 CT

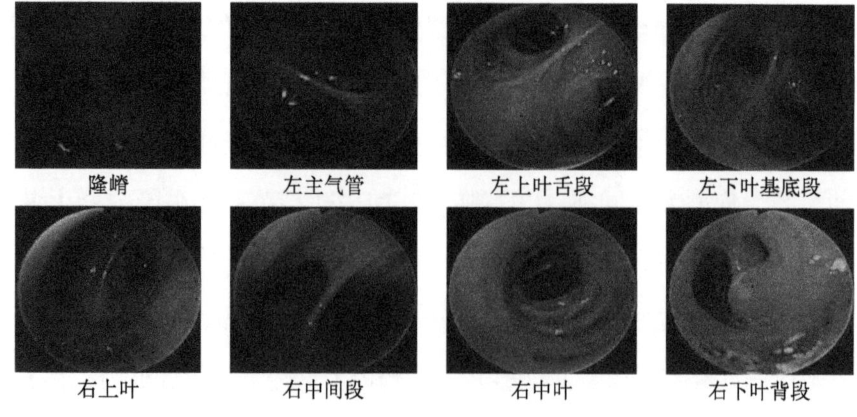

图 4.3　支气管镜下所见

笔记

细胞分类、CD4/CD8 等检查。右下叶背段结节活检，表面刷检送细胞学、TCT 检查。检查意见：右下叶背段开口结节。

病理（图 4.4）：小细胞肺癌。患者呼吸道症状好转后出院，就诊于某肿瘤医院。

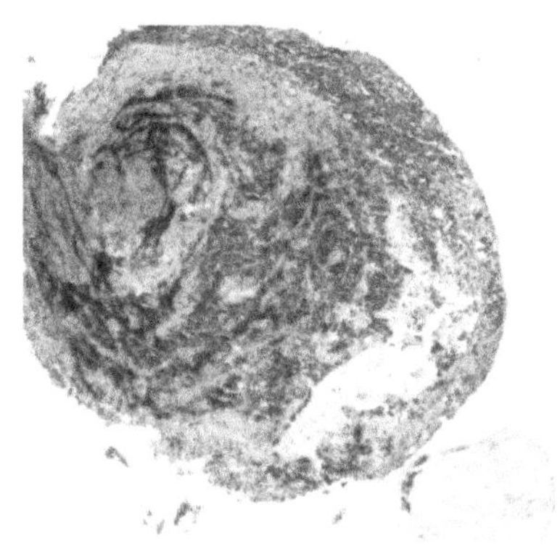

图 4.4　支气管黏膜活检病理（×40，HE 染色）

诊断：小细胞肺癌，细菌性肺炎，肺炎支原体肺炎，Ⅰ型呼吸衰竭，肺气肿，肺大疱。

病例分析

患者为 56 岁男性，急性病程，主因发热、咳嗽入院。化验检查提示血象升高，低氧血症，胸部 CT 提示右下肺炎症。符合肺部感染诊断。治疗原则首先是抗炎、纠正低氧等对症治疗。患者经治疗后体温下降，症状略改善。临床治疗有效。这已经是满意的结果。但临床医师通过胸部 CT 发现患者除右下叶基底段感染征象外，还存在纵隔及双肺门淋巴结肿大，不能仅用感染这一个原因来解释。临床医师没有满足临床症状的改善，而是积极寻找淋巴结肿大的原因，及时为患者行气管镜检查。气管镜检查发现右下叶背段开口结节样突起，并成功取活检，病理证实为小细胞肺癌。可以说患者因为肺炎住院，

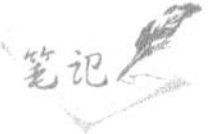

发现了一个潜在的、难以发现的恶性病变，并得到了及时治疗。

病例点评

此患者入院以肺部感染症状入院，经抗感染治疗后症状体征均好转，考虑细菌性肺炎、肺炎支原体肺炎，但复查胸部 CT 提示肺部感染影未见明显吸收。对于肺部感染症状好转，但影像学改善不明显病例，我们应认真对待，不放过影像学表现的鉴别点。呼吸科医师要有阅读胸部影像的基本功，并要保持认真阅读每一张胸部 CT 的良好职业习惯，及时发现问题，减少漏诊、误诊。

005 胸膜间皮瘤

病历摘要

现病史：患者，男性，33 岁，主因“间断胸闷、喘憋半个月”收入院。患者半个月前无明显诱因出现胸闷、喘憋，活动后为著，休息后可缓解，伴右前胸不适，夜间可平卧。症状呈现进行性加重，无咳嗽、咳痰，无发热等不适，10 天前就诊于当地医院，查血常规未见明显异常，胸部 CT 提示右侧肺中下野斑片状高密度影，考虑胸腔积液。胸部 B 超提示双侧胸腔积液、右侧为著。遂就诊于我院急诊，考虑诊断为胸腔积液、肺部感染。给予静脉滴注莫西沙星抗感染、二羟丙茶碱平喘、托拉塞米利尿等对症治疗，并行右侧胸腔置管引流，患者胸闷症状较前有所缓解，现为进一步治疗收入

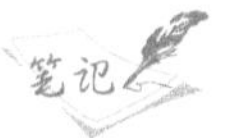
笔记

我科。患者自起病以来，精神尚可，体力欠佳，食欲、睡眠尚可，大小便如常，近 1 个月体重减轻 5 kg。

既往史：发现血压增高半月余，最高达 150/100 mmHg，未予以诊治。否认心脏病病史，否认糖尿病、脑血管病、精神疾病病史。否认肝炎史、结核史、疟疾史。否认手术、外伤、输血史，否认食物、药物过敏史，预防接种史不详。吸烟史 10 年，每天 10 支，否认饮酒史。否认家族类似病史。

入院查体：T 36.6 ℃，P 72 次/分，R 18 次/分，BP 145/100 mmHg。神清，精神可，口唇无发绀，杵状指，全身浅表淋巴结未触及肿大。双肺呼吸音低，右肺为著，未闻及胸膜摩擦音。心律齐，心音正常，各瓣膜听诊区未及病理性杂音。腹软，无压痛、反跳痛及肌紧张，肝脾肋下未触及，肠鸣音 3 次/分，双下肢无水肿。

诊疗过程：患者入院考虑诊断为胸腔积液，肺部感染可能性大，给予静脉滴注莫西沙星抗感染治疗，并完善相关化验检查。血常规：WBC 7.8 $\times 10^9$/L，GR% 67.6%，HGB 148 g/L，PLT 142 $\times 10^9$/L。生化：肝肾功能、电解质、血脂未见异常，UA 527.0 μmol/L。肿瘤标志物：CYF211 4.84 ng/mL，CA 125 184.60 U/mL。余未见明显异常。乙肝 + 丙肝、梅毒、艾滋病检测均未见异常。甲状腺系列（本部）：TU 48.50%，FT 32.29 pg/mL，TSH 8.42 μIU/mL。抗结核抗体试验：阴性。结核感染 T 细胞检测：阴性。血沉正常。胸腹水常规：比重 >1.018；李凡他试验阳性；白细胞分类 – 单个核细胞 70%；胸腔积液蛋白/血清蛋白 >0.5，胸腔积液 LDH/血清 LDH >0.6。多次复查胸腔积液检查结果提示胸腔积液为渗出液。LDH 变化趋势为：141 – 119 – 342 – 237 – 232 – 332 U/L，胸腔积液 ADA 35 U/L。胸腔积液肿瘤标志物 CA125 增高趋势为：1185.2 – 907.9 – 850.1 U/mL。胸腔积液送细胞学：未见瘤细胞。胸腔积液找抗酸杆菌阴性，胸腔积液

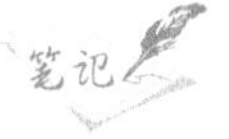

培养阴性。风湿免疫：ANA +1∶80（胞浆，斑点）；CRP 8.42 mg/L，ENA、免疫球蛋白+补体、ASO、RF 未见异常。胸部 CT（图 5.1）：右肺多发磨玻璃密度影，炎性病变？其他？请结合临床，建议复查。右中叶及左下叶实变，肺组织膨胀不全可能大，右中叶支气管局部狭窄。双侧胸腔积液。胸腔积液；腹腔脂肪间隙索条及结节。

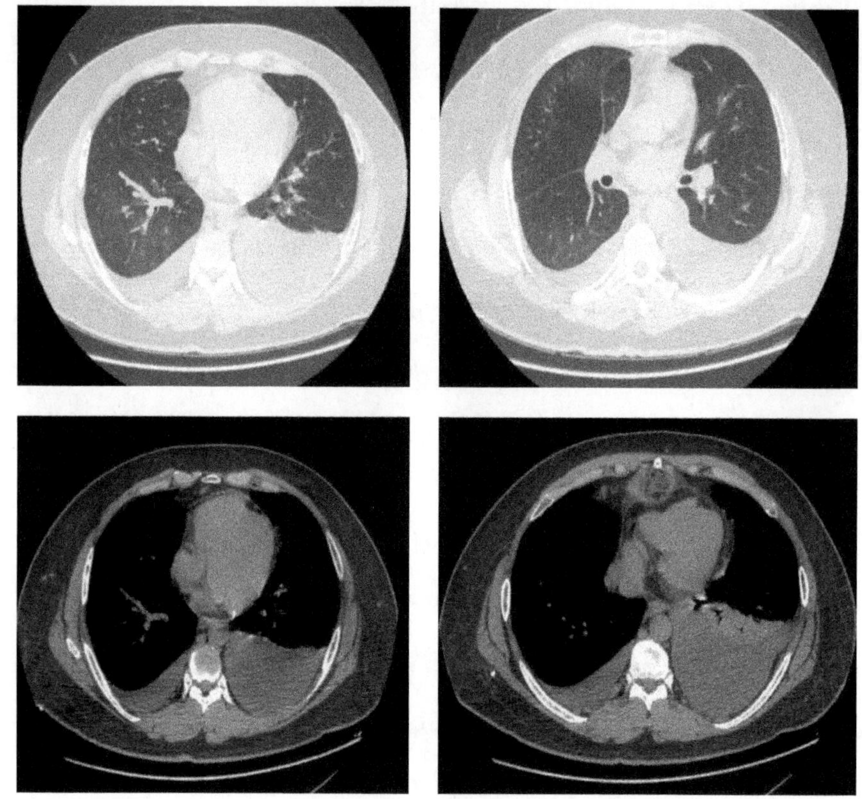

图 5.1 胸部 CT

与患者及家属反复沟通交代病情，并完善胸腔镜检查（图 5.2）：患者左侧卧位，静脉麻醉下，常规消毒铺巾，取右侧腋中线第 6 肋间，利多卡因局麻至胸膜腔，切开皮肤 5 cm，钝性分离至壁层胸膜，放置硬戳卡，连接电子胸腔镜，观察壁层胸膜可见广泛大小不等的白色突起，部分融合成片，以胸膜下部明显，脏层胸膜充血，表面血管丰富。

笔记

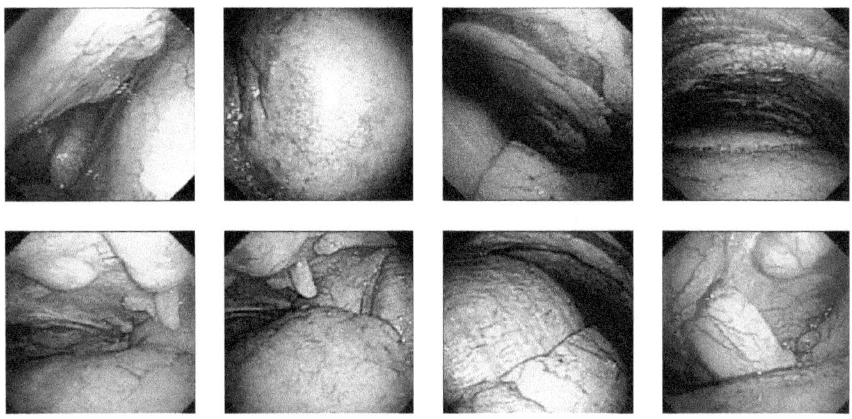

图 5.2 胸腔镜下所见

壁层胸膜活检送病理，病理结果（图5.3）：（胸膜活检）破碎脂肪及少量纤维结缔组织（共直径为0.7 cm），其内可见散在及簇状上皮样细胞，小灶性有腺样结构，细胞胞浆较丰富，淡红染，核异型不明确，核分裂不易见。免疫组化：CK(+)，D2-40(+)，CK5/6(+)，Vimentin(-)，CK7(+)，IMP-3(+)，Glut-1(弱+)，P5(弱+)，Calretinin(+)，Desmin(-)，TTF-1(-)，NapsinA(-)，CD68(-)，CD163(-)，EMA（部分+）。诊断：（胸膜）考虑为上皮样间皮瘤。因胸膜间皮瘤诊断明确，患者要求出院于北京某肿瘤医院继续治疗。

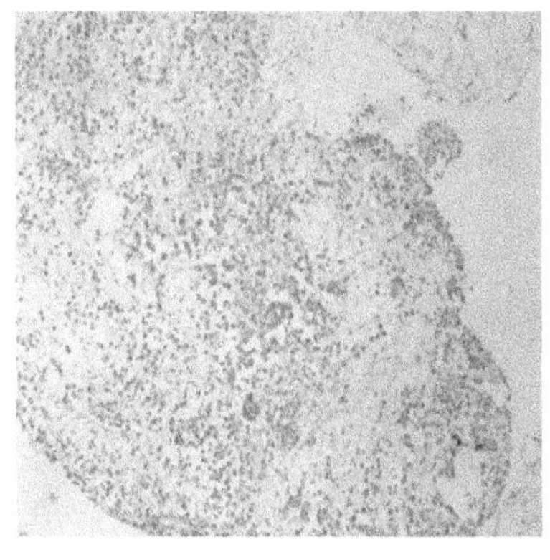

图 5.3 病理（×40，HE 染色）

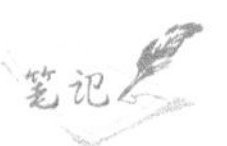

诊断：胸膜间皮瘤；肺部感染；双侧胸腔积液。

病例分析

年轻人胸腔积液常见原因为结核性胸膜炎，恶性病变相对少见，本例患者双侧胸腔积液，既往无肝、肾功能不全病史，虽有高血压但病史短，无心功能不全，胸腔积液又为渗出液，胸部 CT 显示胸膜不平似有结节，胸水量抽吸后不减少，不能除外恶性病变，我们及时行胸腔镜检查，取胸膜活检病理明确诊断为恶性胸膜间皮瘤。

恶性胸膜间皮瘤在胸部 CT 上可表现为局限性胸膜肿块和弥漫性胸膜增厚，表现为不规则结节状或肿块状胸膜增厚，直接侵犯胸壁、纵隔、心包、叶间胸膜、对侧胸膜及横膈下，且病变在下胸部较上胸部多见。不规则结节状或肿块状胸膜增厚合并大量胸腔积液且纵隔向病侧或不移位，或少量胸腔积液纵隔反而向对侧移位，是本病的特征性表现，俗称“冰冻胸”。病理是其诊断的金标准，常用的具有阳性诊断价值的标志物为 CR、EMA、VM、抗 D2－40 抗体（podoplanin）和 CK5/6，常用的具有阴性诊断价值的标志物为 CEA 和 TTF－1。

本例患者胸部 CT 局限性胸膜肿块不十分明显，但胸腔镜视野下，壁层胸膜可见广泛大小不等的白色突起，部分融合成片。胸膜病理结果显示簇状上皮样细胞免疫组化：D2－40(＋)，CK5/6(＋)，EMA(部分＋)，TTF－1(－)，NapsinA(－)。（胸膜）考虑为上皮样间皮瘤。故该患者胸膜间皮瘤诊断明确。

病例点评

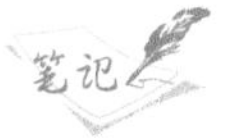

恶性胸膜间皮瘤是源发于胸膜的间质性肿瘤，是一种罕见的隐

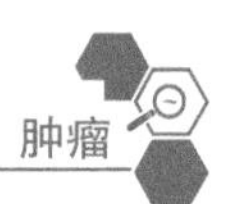

匿性肿瘤。最常见的致病因素为接触石棉，但是其临床表现和影像学表现缺乏特异性。大多数恶性胸膜间皮瘤患者因逐渐出现非特异性症状而就诊，如胸痛、呼吸困难、咳嗽、声音嘶哑或吞咽困难，这些症状在有广泛胸内病变时出现。恶性胸膜间皮瘤在 CT 上以弥漫性胸膜增厚更多见，表现为不规则结节状或肿块状胸膜增厚，患者出现胸腔积液伴胸痛，影像学提示胸膜增厚或胸膜结节时，需及时行胸腔镜胸膜活组织检查获取病理组织，结合免疫组织化学结果尽快确诊。

恶性胸膜间皮瘤目前的治疗方式包括外科手术、化疗、放疗和支持治疗。胸膜外全肺切除术和胸膜部分剥脱术是目前常用的两种术式，具体术式选择及优劣尚无统一标准，但手术应彻底清除肉眼所见的所有病灶。化疗的目的是提高生存率、缓解肿瘤症状及改善生命质量，化疗仍是大多数患者的首选方案，目前顺铂 + 培美曲塞是治疗恶性胸膜间皮瘤的一线标准化疗方案。总体来说恶性胸膜间皮瘤患者的预后差，诊断后的总体生存期为 9 ~ 17 个月。极少患者会治愈。早确诊、早治疗对于提高恶性胸膜间皮瘤患者的疗效和生存率意义重大，临床医师应提高对该病的认知度。

006 支气管颗粒细胞瘤

病历摘要

现病史： 患者，女性，52 岁，两个月前着凉后出现咳嗽、咳痰伴憋喘，痰为白痰、量少、易咳出，就诊于社区医院，考虑诊断为

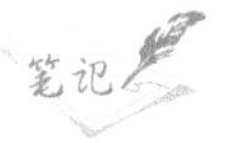

支气管炎，给予药物治疗后（具体不详），咳嗽、咳痰好转，患者仍间断憋喘，多于活动后出现，不伴畏寒、寒战、发热，不伴咯血、胸痛、乏力、盗汗等症状，近1个月来患者憋喘无明显好转，活动后加剧，无夜间憋醒、下肢水肿等不适，就诊于当地医院，完善胸部CT检查后，考虑诊断：肺部阴影，肺癌？现为进一步治疗收入我科。患者自发病以来，睡眠、精神、食欲尚可，大小便如常，体重未见明显改变。

既往史：发现脂肪肝1年，未予以诊治。否认高血压、糖尿病、冠心病、脑血管病、慢性呼吸系统疾病、慢性肾病等病史，否认肝炎、结核等传染病史，否认毒物及放射物质接触史，否认输血史，泪囊炎术后8年余，术后未留后遗症。无药物及食物过敏史。

入院查体：T 36.5 ℃，R 18 次/分，P 76 次/分，BP 110/70 mmHg。神清，精神可，皮肤黏膜未见异常。全身浅表淋巴结未触及肿大。口唇无血痂，无牙龈渗血，无肿胀、溢脓，未见口腔溃疡。咽部略红，双侧扁桃体无肿大。胸廓未见明显畸形，呼吸运动双侧对称，双肺叩诊呈清音，肺下界正常；双肺呼吸音粗，双下肺未闻及啰音，未闻及胸膜摩擦音。心律齐，各瓣膜听诊区未闻及病理性杂音及心包摩擦音。腹部平坦，未见腹壁静脉曲张及胃肠型、蠕动波，全腹无压痛、反跳痛及肌紧张，肠鸣音4次/分，移动性浊音阴性。双下肢无水肿。

诊疗经过：患者为52岁女性，主因受凉后出现憋喘，发现肺部阴影收入院。根据患者病史、症状、体征及影像学表现，首先考虑肺部阴影待查，给予二羟丙茶碱平喘等治疗。

入院后完善相关化验检查：血常规：WBC 6.8×10^9/L，RBC 3.48×10^{12}/L，HGB 118 g/L，PLT 118×10^9/L。生化：ALT 10 U/L，AST 20.8 U/L，ALP 91 U/L，GGT 21 U/L，TP 65.4 g/L，ALB 42.1 g/L，GLB 23.3 g/L，Cr 62.2 μmol/L，BUN 5.47 mmol/L，GLU 4.58 mmol/L，

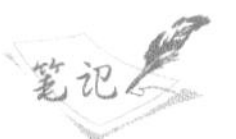

CRP 0.76 mg/L。血气分析：pH 7.359，PCO_2 46.80 mmHg，PO_2 83.00 mmHg，SO_2 96.30%，SBE 0.30 mmol/L。病原学检查：病毒七项、嗜肺军团菌血清学分型、肺炎支原体、肺炎衣原体抗体测定、结核分枝杆菌抗体试验均为阴性。真菌 G 试验（1，3 – β – *D* – 葡聚糖含量）108.7 ng/L。影像学检查：胸部 CT（2016 年 3 月 23 日，我院，图 6.1）：①左主支气管管壁增厚，管腔变窄，不规则稍高密度病变，最大层面范围 2.1 cm × 1.3 cm，CT 值为 62 Hu，性质待定；②双肺腺泡结节，炎性病变可能，请结合临床建议复查；③增强扫描肝右叶包膜下片状异常强化，异常灌注？请结合临床，必要时行腹部增强 CT 检查。

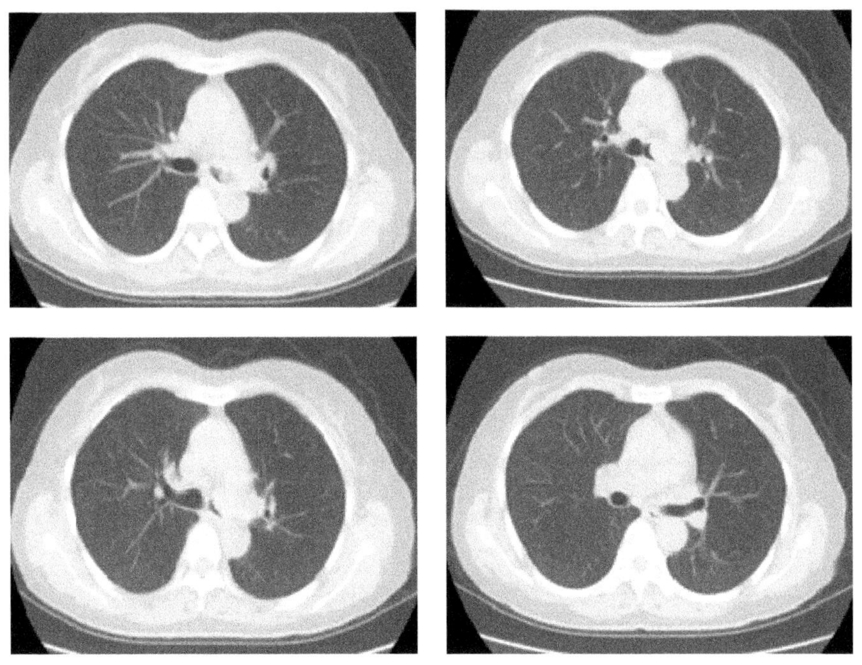

图 6.1　入院时胸部 CT

支气管镜检查：左主支气管开口可见新生物，基底较宽，表面尚光滑，血管丰富，致左主支气管开口闭塞，气管镜勉强通过，左上叶及左下叶各开口通畅，左主气管新生物圈套器 + 氩气刀部分切除，表面刷检（图 6.2）。

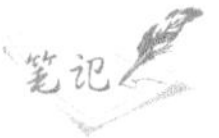

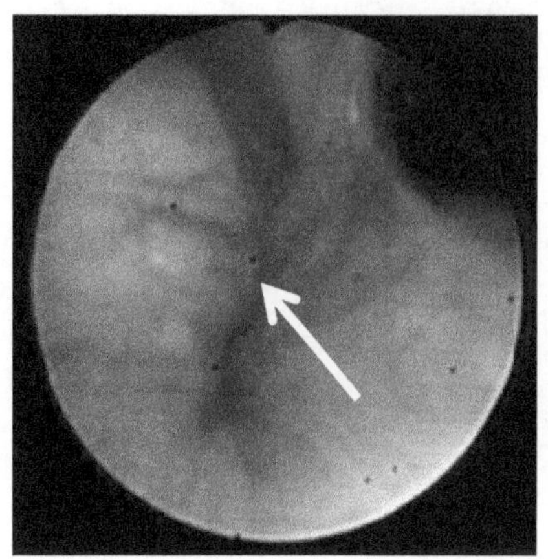
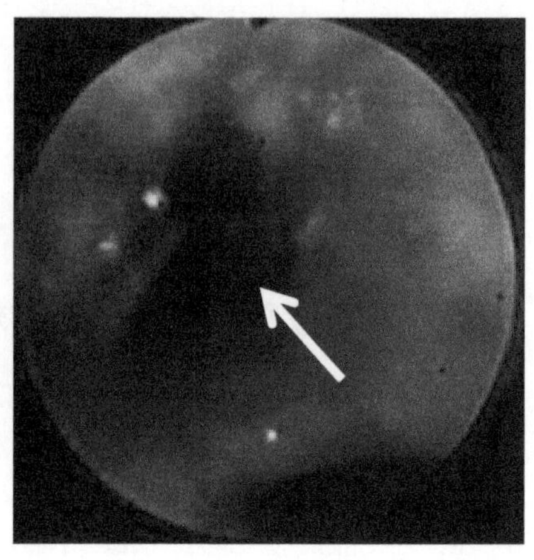

左主支气管开口见新生物（左白色箭头）左主支气管肿物切除后，气管恢复通畅（右白色箭头）。

图 6.2　支气管镜下所见

病理结果（图 6.3）：镜下病变由胞浆丰富、嗜酸性细胞构成，细胞核圆形、椭圆形，异型性不明显，夹杂少量炎细胞，未见明确被覆上皮。免疫组化 CK(-)，CK5/6(-)，P63(-)，TTF1(-)，CgA(-)，NapsinA (-)，Syn (-)，CD56 (-)，S - 100 (-)，Ki - 67 指数约 5% 。结合形态学及免疫组化结果不除外颗粒细胞瘤。

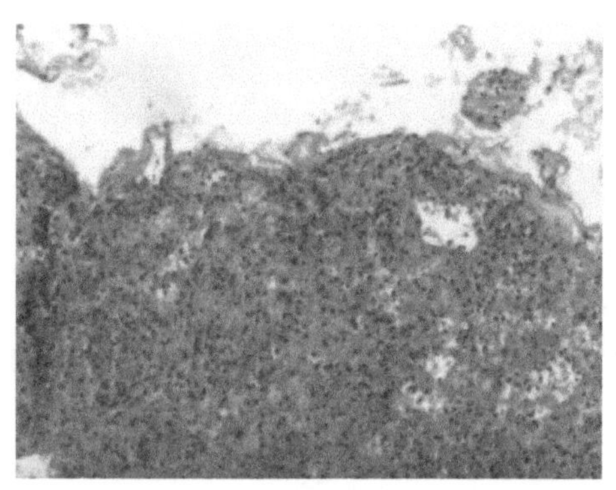

图 6.3　支气管肺组织病理（×100，HE 染色）

气管镜检查后患者自觉喘憋症状好转；建议胸外科进一步手术治疗，患者拒绝；随诊 1 年，未见复发。

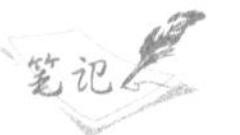

诊断：支气管颗粒细胞瘤。

病例分析

患者为52岁女性，慢性病程，急性加重，既往否认慢性呼吸系统疾病，此次因喘憋入院，入院后给予对症支持治疗，效果欠佳。胸部CT见支气管内占位性病变，选取气管镜下圈套器+氩气刀进行切割，患者术中耐受度佳，后病理免疫组化提示颗粒细胞瘤。术后随访1年情况良好，无复发。

颗粒细胞瘤是一种罕见的肿瘤，而发生在呼吸系统的颗粒细胞瘤就更为罕见。支气管上发生的颗粒细胞瘤在男性和女性的发生率几乎一致。在发病年龄方面，多见于成年人，好发年龄在20~50岁，也偶有儿童患病的报道。颗粒细胞瘤并无特异性的临床表现，有部分病例仅仅是在气管内镜检查时或胸部影像学检查时偶然被发现的。气管颗粒细胞瘤在CT上可仅表现为气管内边界光整的类圆形肿块，也可位于支气管周围。颗粒细胞瘤发生在上叶的概率显著高于下叶。

颗粒细胞瘤诊断主要依靠病理学和免疫组织化学检查。目前，我国颗粒细胞瘤的病理诊断标准为：①肿瘤主要由体积较大、胞质内含嗜酸性颗粒的瘤细胞组成，密集成巢或条索状分布；②肿瘤细胞胞质内颗粒过碘酸希夫染色阳性；③肿瘤细胞S-100阳性。颗粒细胞瘤既可以是良性的也可以是恶性的。据统计表明，约98%的颗粒细胞瘤均为良性病变，支气管恶性颗粒细胞瘤十分罕见，国外学者提出了6条关于恶性颗粒细胞瘤组织学标准：①坏死出现；②细胞呈梭形；③空泡状核伴有大核仁；④核分裂象增多（>2个/10个，×200的高倍视野）；⑤核质比例增高；⑥细胞多形性。他们认为满足3条或者3条以上者为组织学恶性，满足1~2条者为不典型颗粒细胞瘤。支气管颗粒细胞瘤恶性发生率较低，治疗方案多以彻底切除为

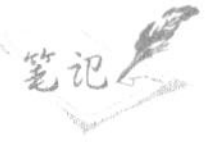

主，彻底切除后复发率低。

病例点评

1. 支气管颗粒细胞瘤发生率低，临床表现和影像学无特异表现。

2. 依靠病理结果明确诊断，以良性肿瘤多见，但若发生远处多发转移要警惕恶性。

3. 彻底切除肿瘤为该病治疗的关键。此例患者经左主气管新生物圈套器＋氩气刀部分切除病灶，气管镜后自觉喘憋症状好转，随诊1年，未见复发。但还应继续观察，最好行胸外科手术彻底切除病灶为佳。

007 肾癌肺转移

病历摘要

现病史：患者，女性，55岁，主因“间断发热3个月”收入院。患者3个月前无明显诱因出现发热，多为午后发热，体温最高38.5 ℃，伴畏寒、寒战，偶有盗汗，偶伴咳嗽、咳痰。无咯血，无恶心、呕吐，无头晕、头痛，无乏力及关节肌肉酸痛。2个月前就诊于外院，行胸部CT示双肺多发微小结节、小结节，纵隔多发小淋巴结。先后给予左氧氟沙星、头孢地尼抗感染治疗，体温恢复正常，2天后患者再次出现发热，于外院住院治疗，查血常规大致正

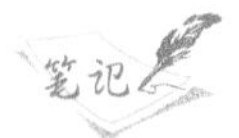

常，血沉 102 mm/h，风疹病毒 lgG 抗体、EB 病毒抗体、巨细胞病毒抗体均为阳性，肺炎衣原体抗体为阴性，诊断为肺部阴影，肺部感染可能性大，给予左氧氟沙星抗感染治疗。患者体温降至正常后 4 天出院。出院后 1 天，患者再次出现发热，性质同前，自服退热药后体温恢复正常，3～4 天后再次出现发热，如此反复，遂就诊于我院。患者自发病以来，精神可，食欲、睡眠可，大小便正常，体重下降 2 kg。

既往史：否认慢性呼吸系统疾病史，否认糖尿病、高血压、冠心病等病史，否认结核、肝炎等传染病病史。肾囊肿切除术后，术中无输血，否认外伤史，否认食物、药物过敏史。吸烟史 20 余年，每天 20 支。否认酗酒史。无家族性疾病及遗传病病史。

查体：T 36.4 ℃，R 18 次/分，P 96 次/分，BP 110/60 mmHg。神清，精神可，结膜苍白、巩膜无黄染，全身皮肤黏膜未见瘀点、瘀斑，无肝掌、蜘蛛痣。全身浅表淋巴结未触及肿大。口唇无血痂，无牙龈渗血，无肿胀、溢脓，未见口腔溃疡。咽部略红，双侧扁桃体无肿大。胸廓对称无压痛，双肺触觉语颤正常且对称，双肺叩诊呈清音，双肺呼吸音粗，未闻及明显干、湿性啰音及胸膜摩擦音。心律齐，各瓣膜听诊区未闻及病理性杂音及心包摩擦音。腹部平坦，未见腹壁静脉曲张及胃肠型、蠕动波，全腹无压痛，无反跳痛及肌紧张，麦氏点无压痛，肝脾肋下未触及，肝脾区无叩痛，移动性浊音阴性，肠鸣音 3 次/分。双下肢无水肿。

诊疗经过：患者为 55 岁女性，主因发热收入院，呼吸道症状轻，经抗感染治疗效果不佳，仍有反复发热。患者入院后无呼吸道相关不适主诉，仍有间断低热，入院后给予左氧氟沙星 0.5 g 每天 1 次静脉滴注抗感染治疗，同时给予对症治疗改善贫血。患者反复出现恶心、腹部不适等消化道症状，故请消化科会诊，给予对症保护胃黏膜等治疗。

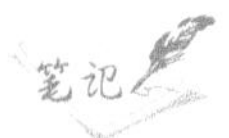

完善相关检查：血气分析：pH 7.430，PCO_2 39.6 mmHg，PO_2 83.6 mmHg，SO_2 96.7%，HCO_3^- 25.7 mmol/L。血常规：WBC 6.6 × 10^9/L，GR 74.4%，HGB 82 g/L，PLT 486 × 10^9/L，CRP 117 mg/L。ESR 28 mm/h。便常规 + OB：潜血 +。尿常规：BLD 2 +。生化：ALB 27.6 g/L，GLO 46.1 g/L，肝肾功能未见异常。血清铁 + 总铁结合力：血清铁 2.92 μmol/L，总铁结合力 32.26 μmol/L。叶酸 2.31 ng/mL。肿瘤标志物均阴性。痰涂片见革兰阴性杆菌及革兰阳性球菌，未见真菌。PPD 试验阴性，结核感染 T 细胞检测：淋巴细胞培养 + 干扰素测定 A 40 SCFs/10^6 PBMC，淋巴细胞培养 + 干扰素测定 B 28 SCFs/10^6 PBMC。痰中未见抗酸杆菌。免疫学指标：ANA +1∶80（胞浆、斑点）；免疫球蛋白 + 补体：IgG 2130 mg/dL，IgA 463.0 mg/dL。ENA 各项均正常。血管紧张素 SACE 正常。

胸部 CT（图 7.1）：双肺可见多发大小不等的结节灶，部分边界清楚，部分边缘毛糙，部分呈磨玻璃样密度。左侧肺门区及纵隔内可见多发增大的淋巴结、双肺多发结节灶，炎症？转移？左肺门、纵隔多发肿大淋巴结。

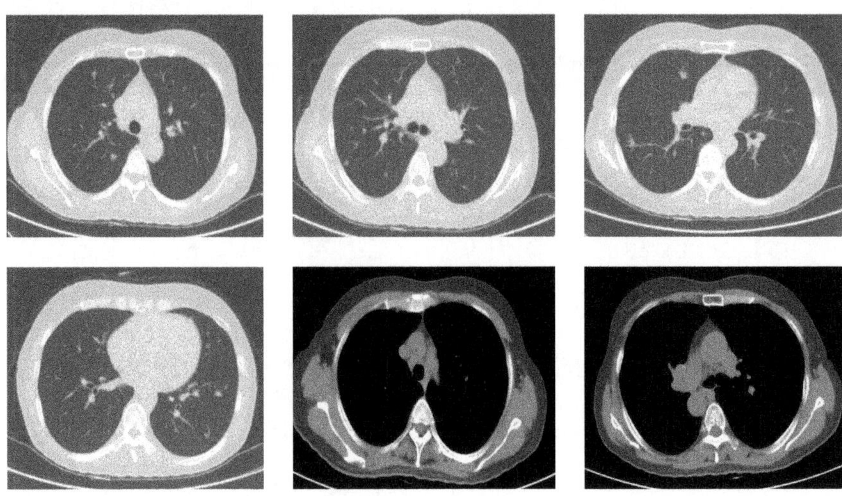

图 7.1　胸部 CT

笔记

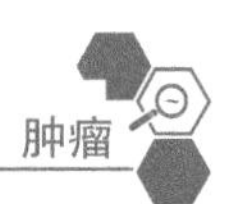

患者胸部 CT 提示双肺多发结节灶，而病原学、风湿免疫相关检查、肿瘤标志物等均为阴性。为明确诊断，进一步完善支气管镜检查，镜下见双侧支气管黏膜轻度萎缩，支气管内可见黏性分泌物，各支气管开口通畅。未见新生物，未见出血。右中叶灌入生理盐水 120 mL，回收浑浊液体约 70 mL，分送细胞学、细胞分类找结核菌、细菌培养等检查。右下叶基底段远端刷检，近端黏膜活检。

支气管镜检查结果回报：肺泡灌洗液细胞分类：淋巴细胞亚群：CD4/CD8 0.87。肺泡灌洗液离心涂片分类：上皮细胞 20%，巨噬细胞 30%，嗜酸性粒细胞 15%，淋巴细胞 10%，中性粒细胞 15%，红细胞 10%。刷检及黏膜活检病理均为阴性。

因患者支气管镜检查未见明显异常，向患者家属详细交代病情，进一步完善 PET/CT 检查，结果提示胸腹部显像，左肾上极团状代谢增高病灶，首先考虑恶性病变。双肺门、纵隔、右肺及左肾上腺区、腹主动脉旁多发葡萄糖代谢增高灶。

PET/CT 检查提示肾恶性病变可能，为明确诊断患者进一步转入胸外科行胸腔镜肺组织活检术，胸腔镜术后病理回报（图 7.2）：（右下叶）肺组织内实性及腺样癌巢浸润，免疫组化示 CAIX(+)、TTF-1(-)、CK7(-)、CD117(-)、CD10(-)、Vimentin(弱+)、E-cadherin(+)、P504s(+)、CK(+)、Ki-67(<5%)、PAX-8(+)，支持为转移之肾细胞癌。根据患者胸腔镜病理结果，考虑患者肺部阴影为肾透明膜癌肺转移，随后转入泌尿外科继续治疗，完善双肾、输尿管、膀胱 CT 平扫+增强+三维重建结果提示左肾上极肿块，考虑恶性肿瘤可能性大。腹膜后多发肿大淋巴结，转移可能，双肾囊肿，肝多发低密度灶，考虑囊肿。明确诊断后给予患者靶向药物治疗。

确定诊断：肺转移癌，肾透明膜癌，中度贫血。

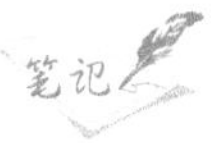

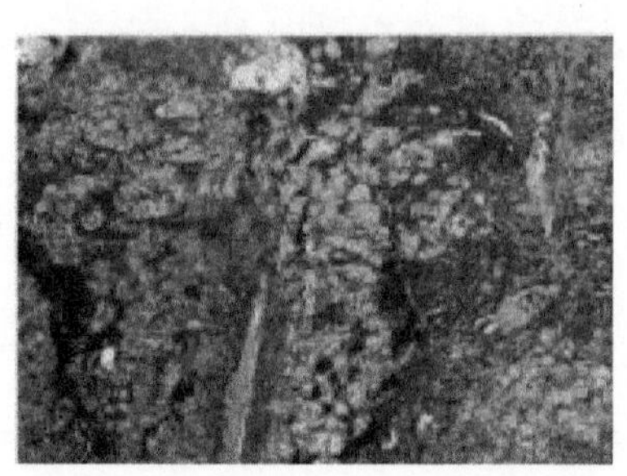

图 7.2　胸腔镜术后病理（×10，HE 染色）

病例分析

此病例除间断发热 3 个月外，胸部 CT 提示双肺多发结节灶边缘毛糙，磨玻璃样密度，边界清晰，分布不规律，无其他症状，肿瘤标志物均为阴性，体重下降不明显，不能由此就判断有肿瘤可能，PET/CT 为我们提供了重要的依据，最后经胸腔镜肺组织活检证实为肺转移癌。

肺转移瘤是身体其他部位的恶性肿瘤转移而来的，其途径可以是血行播散、淋巴道转移或邻近器官直接侵犯。以绒毛膜癌、乳腺癌多见，恶性软组织肿瘤、肝癌、骨肉瘤和胰腺癌次之，还有甲状腺癌、肾癌、前列腺癌和肾胚胎癌等。

肺转移瘤以血行转移最为常见，血行转移为肿瘤细胞经腔静脉回流到右心而转移到肺。瘤栓到达肺小动脉及毛细血管后，可浸润并穿过血管壁，在周围间质及肺泡内生长，形成肺转移瘤。淋巴道转移多由血行转移至肺小动脉及毛细血管床，继而穿过血管壁侵入支气管血管周围淋巴结，肿瘤在淋巴管内增殖，形成多发的小结节病灶，常发生于支气管血管周围间质、小叶间隔及胸膜下间质，并通过淋巴管在肺内播散。肿瘤向肺内直接转移的原发病变为胸膜、

笔记

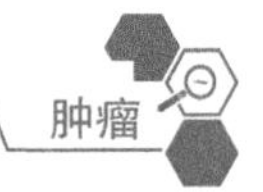

胸壁及纵隔的恶性肿瘤。肺部转移性肿瘤较小时，很少出现症状，特别是血行转移，咳嗽和痰中带血并不多见。大量的肺转移可出现气促，尤其是淋巴性转移，通常起病潜隐而进展较快，在数周内迅速加重。胸膜转移时，有胸闷或胸痛等症状。肺部转移性肿瘤变化快，短期内可见肿瘤增大、增多，有的在原发肿瘤切除后或放疗、化疗后，可缩小或消失。

病例点评

在鉴别肺小结节影时，仅就影像上来说，为了缩小鉴别范围，应先分析结节的特点：单发或多发，分布规律（沿支气管血管束分布，小叶中央分布，无规律分布）及结节的密度等方面。本例患者结节分布不规律，应排除结核、真菌感染、肿瘤血行转移、硅肺等。

经过常规检查不能明确诊断时，PET/CT 不失为一个鉴别良、恶性病变的重要检查，为有创检查提供了依据和方向。

008 肺黏膜相关 B 细胞淋巴瘤

病历摘要

现病史：患者，女性，60 岁，主因“发现肺部阴影 4 月余”收入院。入院前 4 月余无诱因出现左侧胸痛，持续性闷痛，活动后疼痛明显，休息可缓解。无发热、咳嗽、喘憋、咯血等不适。患者

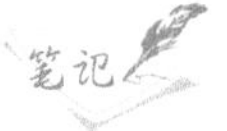

就诊于风湿科门诊，考虑为关节炎，遂于风湿科住院治疗，完善胸部 X 线片提示双肺炎症不除外（图 8.1）。给予静脉注射左氧氟沙星抗感染治疗 1 周后，胸痛症状缓解。查胸部 CT（图 8.2）：双肺多发大小不等的软组织密度灶，增强扫描明显强化；肺门区及纵隔内多发肿大淋巴结。遂请我科会诊，会诊后建议患者完善支气管镜明确肺部病变。气管镜检查提示左上舌叶亚段支气管开口闭塞（图 8.3），诊断支气管炎症。患者症状好转，风湿科出院后就诊于某肿瘤医院完善 PET/CT，考虑不除外风湿结缔组织病所致肺部结节。故患者继续规律服用抗风湿药物。现患者再次因胸痛、关节痛就诊于我院风湿科，复查胸部 CT（图 8.4）提示肺部阴影较前增多，故为进一步诊治收入我科。患者自发病以来睡眠、精神、食欲尚可，大小便如常，近 4 个月体重减少 5 kg。

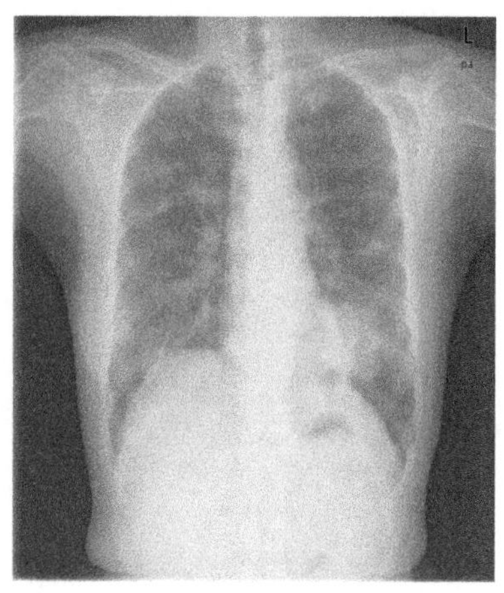

图 8.1　胸部 X 线片

既往史：肺结核 40 年，自诉已愈。干燥综合征 6 年，类风湿关节炎，全身骨关节病、骨质疏松 1 年。否认高血压、心脏病病史，否认糖尿病、脑血管病、精神疾病病史。否认肝炎史、疟疾史。否认外伤、手术、输血史，否认食物、药物过敏史，预防接种史不详。

查体：T 36.2 ℃，P 60 次/分，R 17 次/分，BP 130/70 mmHg。

笔记

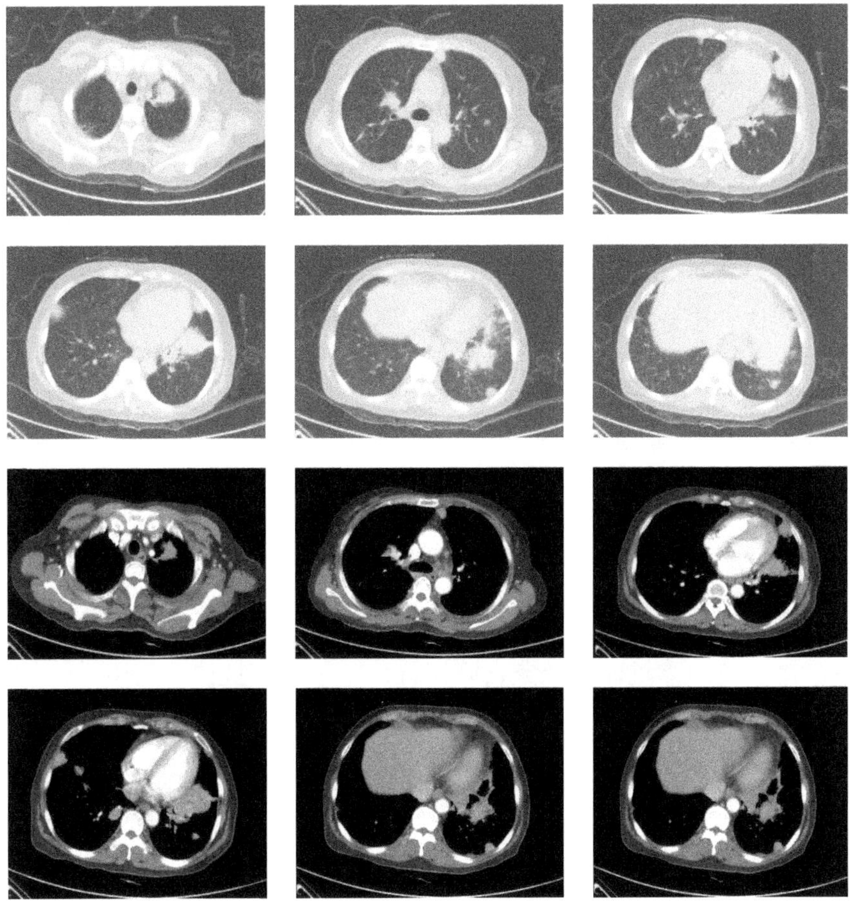

图 8.2　胸部 CT

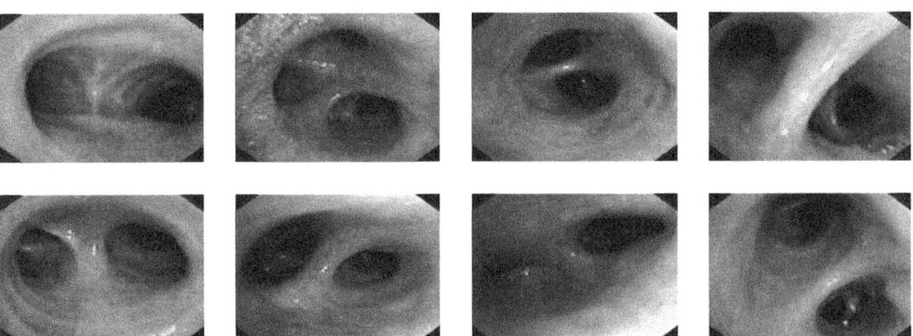

图 8.3　支气管镜下所见

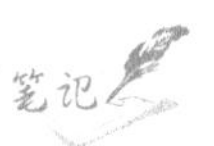

口唇无发绀，右腋窝淋巴结可触及一个类圆形淋巴结，余淋巴结未触及肿大。双肺呼吸音粗，未闻及啰音。心律齐，未闻及病理性杂音。腹平软，全腹无压痛、反跳痛及肌紧张，肝脾肋下未触及，肠鸣音 4 次/分。双下肢无水肿。

诊疗过程：患者入院后完善相关化验检查：血气分析：pH 7.442，PCO_2 28.8 mmHg，PO_2 68.8 mmHg，SO_2 94.9%，HCO_3^- 19.2 mmol/L。血常规：WBC 2.8×10^9/L，GR% 57.7%，LY% 34.3%，HGB 88 g/L，PLT 195×10^9/L，CRP 6 mg/L。ESR 86 mm/h。生化：GGT 76 U/L，TP 89.1 g/L，ALB 28.4 g/L，GLO 60.7 g/L，UA 474 μmol/L，CHOL 3.0 mmol/L，HDL－C 1.02 mmol/L，LDL－C 1.66 mmol/L，余未见异常。ANA：+1∶320（均质斑点），SSA 抗体为阳性，RNP 抗体为阳性；抗中性 ANCA 为阴性。RF 58400 kIU/L。血清病毒九项、肺炎支原体抗体、肺炎衣原体抗体、军团菌抗体均为阴性。抗结核抗体、PPD 试验为阴性。G 试验、GM 试验均为阴性。肿瘤标志物 CA125 44.5 U/mL，余肿瘤标志物均正常。sACE：119.4 U/L，免疫球蛋白及补体：IgG 3570.0 mg/dL，IgM 2340.0 mg/dL，IgA 730.0 mg/dL，补体 C3 289.00 mg/dL，补体 C4 112.00 mg/dL。胸部 CT：双侧胸廓对称，双肺多发大小不等的软组织密度灶，较前明显增多、增大，增强扫描明显强化；肺门区及纵隔内多发肿大淋巴结（图 8.4）。治疗上给予乙酰半胱氨酸胶囊化痰治疗，养血饮、琥珀酸亚铁片、当归补血丸治疗贫血，利可君升白细胞，白芍总苷、硫酸羟氯喹治疗干燥综合征，强骨胶囊、骨化三醇、鲑鱼降钙素等治疗类风湿关节炎、骨关节病，并予以吸氧改善氧饱和度。

患者肺部多发结节影，纵隔多发肿大淋巴结，但患者无呼吸道症状，考虑纵隔内淋巴结增大，故完善外周淋巴结超声，颈部彩超提示双颈部多发淋巴结，右侧最大者约为 1.7 cm×0.5 cm，左侧最大者

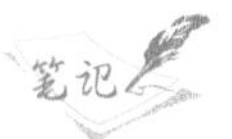

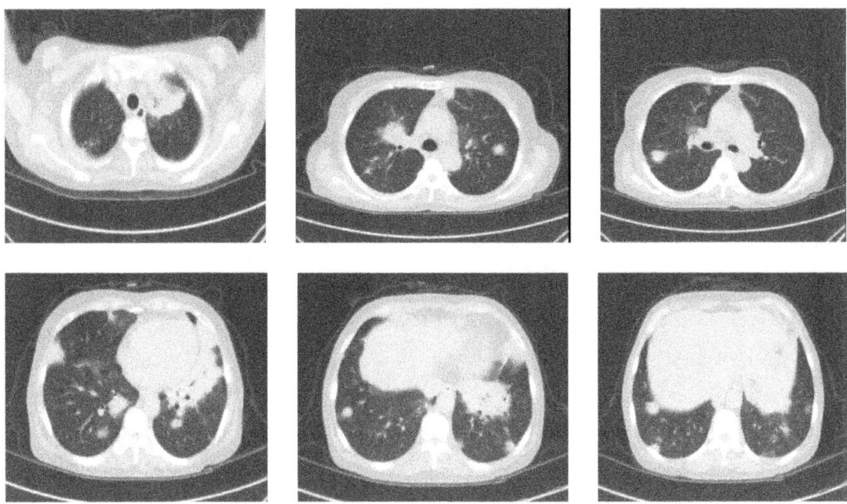

图 8.4　复查胸部 CT

约为 1.5 cm×0.6 cm，结构清晰。无法进行穿刺活检。故向患者及家属交代病情，完善了 CT 引导下肺部结节穿刺。病理活检结果：穿刺之肺组织 1 条（长 1.5 cm，直径 0.1 cm），未见肺泡结构，为淋巴样组织（图 8.5）。免疫组化：CD3（－），CD20（＋），CD21 显示个别 FDC 网，Ki－67 小于 20%，TTF－1 上皮＋，CK7 上皮（＋），CK 上皮（＋），CD5/6（－），CD5（－），CD10（－），Bcl－2（＋），CD38（＋），CD138（－），Mum－1（＋），Kappa 与 Lambda 显示单克隆浆细胞。病理诊断：非霍奇金 B 细胞淋巴瘤，低级别。考虑为浆细胞瘤或黏液相关淋巴组织结外边缘区 B 细胞淋巴瘤伴浆细胞分化。

患者明确诊断后转入血液科继续治疗，并完善了骨髓穿刺，结果提示骨髓组织内非霍奇金淋巴瘤（低级别）累及。结合患者症状、体征及病理结果，故诊断为非霍奇金肺黏膜相关 B 细胞淋巴瘤Ⅳ期 A（IPI 评分为 1 分）。血液科进行 R－CHOP 方案化疗：利妥昔单抗（R）600 mg d0，环磷酰胺（C）1 g d1，吡柔比星（H）70 mg d1，长春新碱（O）2 mg d1，地塞米松（P）12 mg d1～d5。1 年后复查胸部 CT（图 8.6）：肺部软组织密度灶较前明显好转。

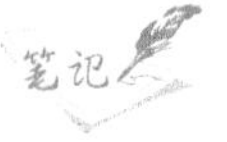

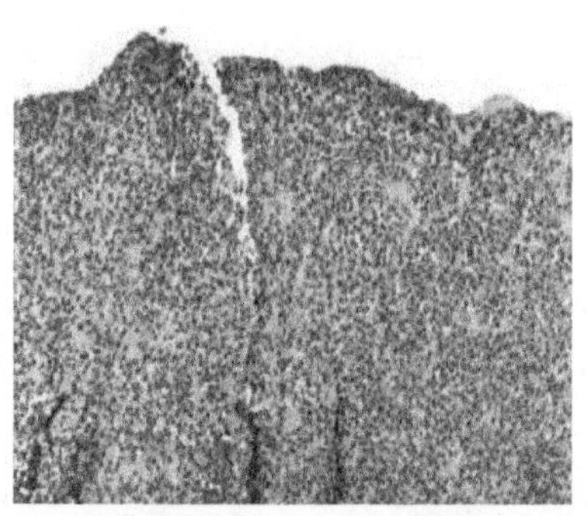

图 8.5　病理（×100，HE 染色）

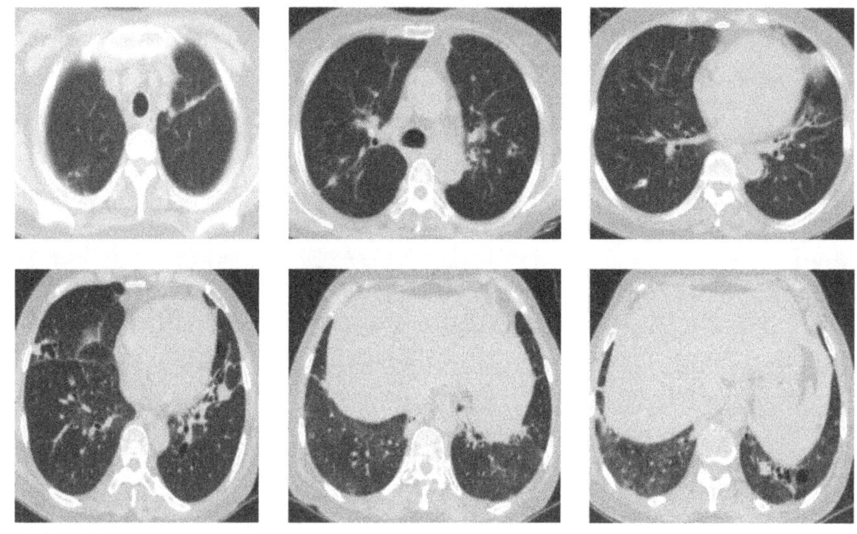

图 8.6　1 年后复查胸部 CT

诊断：非霍奇金肺黏膜相关 B 细胞淋巴瘤Ⅳ期 A（IPI 评分为 1 分）。

病例分析

患者为 60 岁女性，主因发现肺部阴影收入院。既往患者有风湿免疫疾病病史，此次主因关节痛、胸痛反复发作于风湿科就诊，无咳嗽、咳痰、咯血、发热、胸闷、憋气等呼吸道症状。入院检查

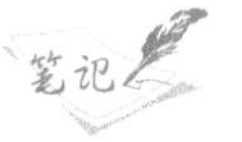

提示风湿因子为阳性，高免疫球蛋白血症。常规完善胸部影像学检查提示肺部阴影，完善了 PET/CT 等相关化验检查后考虑为风湿性疾病肺累及所致。规律治疗风湿免疫疾病 4 个月后，再次因为胸痛及关节疼痛收入院，再次复查胸部 CT 提示肺部阴影较前加重，故转入呼吸科继续治疗。考虑患者慢性病程，肺部影像表现进行性加重。但患者始终无呼吸道症状，最终肺部结节病理活检提示肺淋巴瘤，给予相应的化疗方案后，肺部软组织密度灶明显吸收好转。

肺原发性黏膜相关淋巴组织（mucosa - associated lymphoid tissue，MALT）淋巴瘤是起源于支气管相关淋巴组织的低度恶性 B 细胞淋巴瘤。MALT 这一概念是由 Isaacson 和 Wright 最早在 1983 年提出的，这是一个专门进行黏膜防御的淋巴组织。其在正常肺组织中是不可检测到的，但可通过慢性抗原刺激由边缘区 B 淋巴细胞聚集转变而成。这类疾病的临床症状和体征往往是非特异性的。好发年龄为 50～60 岁，大多数患者既往有风湿免疫疾病病史，超过 1/3 的患者可没有任何症状。影像学特点：胸部 X 线片或 CT 一般无特异性改变。临床诊断主要依靠肺内病灶活检病理来诊断。该疾病病理免疫标记特点为 CD5、CD10 阴性，CD19、CD20 阳性。骨髓活检是判断疾病分期的重要诊断依据。若患者完善气管镜，行支气管肺泡灌洗浆细胞达到 40%、淋巴细胞达到 17%，且主要是 CD19/20 阳性，则提示肺 MALT 淋巴瘤可能性大。治疗上遵循淋巴瘤具体分型进行化疗方案。该患者 IPI 指数为 1，属于低危组，预后尚佳。

病例点评

1. 肺原发性 MALT 淋巴瘤罕见，临床症状无特异性，且目前对其了解不多，该疾病进展相对缓慢，预后较好，诊断和分期比较

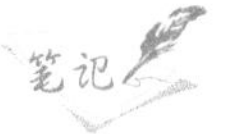

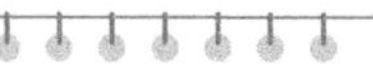
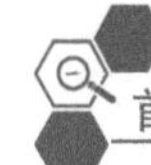

困难。

2. 下述情况需想到肺 MALT 淋巴瘤：病程长，一般为 2 ~ 5 年，发展极缓慢；老年多见，男性略多于女性；存在原发性自身免疫性疾病；无症状或咳嗽、咳痰、胸痛者；胸部 CT 提示结节、肿块或实变病灶，并伴有空气支气管征，无胸膜增厚及胸腔积液合并肺间质性改变。

3. 确诊时间长，确诊难度大；过程中完善 PET/CT 检查、CT 引导下肺活检、淋巴结活检，病理诊断为确诊依据。诊治过程中往往需要风湿科、血液科、影像科、病理科行多学科协助诊治。

4. 根据淋巴瘤具体分型制定化疗方案，积极治疗，对于改善患者预后意义重大。预后取决于主导的淋巴细胞类型及疾病的阶段，大多数为低度恶性，发展缓慢，如有转移，需放疗、化疗，预后明显好于肺癌。

009 非霍奇金淋巴瘤合并乳糜胸

病历摘要

现病史：患者，女性，41 岁，主因“间断喘憋 4 月余，发现右侧胸腔积液 9 天”入院。4 月余前无明显诱因间断出现喘憋，伴乏力，活动后气喘加重，伴头晕、视物旋转，伴消瘦，不伴咳嗽、咳痰，无发热，无畏寒、寒战，无咽喉痛，无咯血，无胸痛、心悸，无尿频、尿急、尿痛，未予以重视。9 天前因消瘦就诊于北京市某医院消化内科门诊，查血常规：WBC 7.7×10^9/L，GR 70.1%，

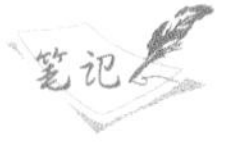

HGB 107 g/L，PLT 442 × 10^9/L。血生化大致正常。胸部 X 线片：右侧胸腔少量积液。肝胆胰脾彩超：胰腺回声不均，右侧胸腔积液深约为 10 cm。具体治疗不详。7 天前患者仍感喘憋、乏力，伴发作性头晕，受凉后出现咳嗽、咳痰，为白色黏痰、量多，伴鼻塞流涕，无发热，无畏寒、寒战，无咯血、胸痛，无尿频、尿急、尿痛，就诊于我院呼吸内科门诊，查肿瘤标志物大致正常。胸部 CT：左肺上叶尖后段见结节影，直径约为 3 mm，周围见纤维索条，右肺下叶见条状致密影及纤维索条，右侧水平裂胸膜增厚；气管分叉下方、双侧腋下可见增大淋巴结；右侧胸腔积液；心腔内密度减低。考虑右侧胸腔积液原因待查，现为行进一步治疗收入院。患者发病以来，神清，精神、睡眠尚可，二便如常，近 1 年体重下降 5 kg 余。

既往史：卵巢畸胎瘤切除术 16 年；否认高血压、心脏病病史，否认糖尿病、脑血管病、精神疾病病史。否认肝炎史、结核史、疟疾史。否认外伤、输血史。否认食物、药物过敏史。

入院查体：T 36.0 ℃，P 108 次/分，R 20 次/分，BP 120/60 mmHg。神清，精神可，咽部无充血，双侧扁桃体无肿大。双侧颈部、锁骨上、腋窝、腹股沟可触及多发肿大淋巴结，大者直径为 2 ~ 3 cm，表面光滑，活动度可，无压痛。胸廓对称无压痛，胸壁无肿块。双侧呼吸运动正常，肋间隙无增宽或变窄。双肺触觉语颤正常，无胸膜摩擦感。双肺野叩诊清音，右下肺呼吸音低，未闻及干、湿性啰音及胸膜摩擦音。心律齐，各瓣膜听诊区未闻及病理性杂音及心包摩擦音。腹部平坦，全腹无压痛，无反跳痛及肌紧张，麦氏点无压痛，肝脾肋下未触及，肝脾区无叩痛，移动性浊音阴性，Murphy's 征阴性，肠鸣音正常，双下肢轻度水肿。

辅助检查

血常规：WBC 7.7 × 10^9/L，GR 70.1%，HGB 107 g/L，PLT

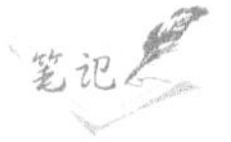

442×10^9/L。生化：ALT 20 U/L，AST 20 U/L，ALB 35.1 g/L，Cr 43 μmol/L，GLU 5.10 mmol/L，AMY 44 U/L，LPS 133 U/L，K^+ 4.35 mmol/L，Na^+ 140.7 mmol/L。肿瘤标志物：CEA 1.58 ng/mL，CYF211 2.00 ng/mL，NSE 7.48 ng/mL。

胸部 X 线片：右侧胸腔少量积液。

肝胆胰脾彩超：胰腺回声不均，右侧胸腔积液深约为 10 cm。

胸部 CT（图 9.1）：左肺上叶尖后段结节，右侧胸腔积液并部分右肺下叶部分膨胀不全，右肺下叶纤维索条，气管分叉下方、双侧腋下增大淋巴结，心腔内密度减低。

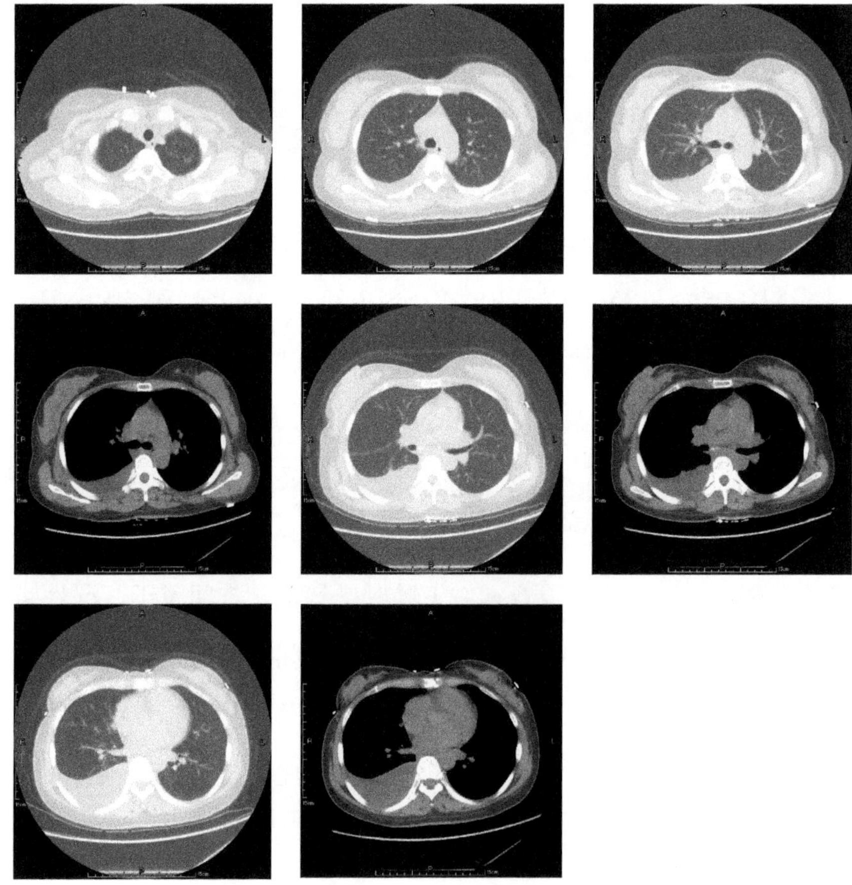

图 9.1 胸部 CT

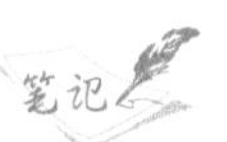

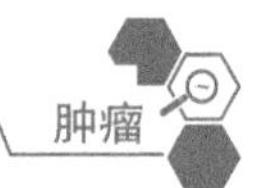

患者为 41 岁女性，因喘憋入院，既往畸胎瘤术后病史，否认其他慢性疾病史，血常规提示贫血，胸部 CT 提示右侧胸腔积液，入院诊断考虑“胸腔积液性质待查，贫血（轻度），卵巢畸胎瘤切除术后”。

入院后完善相关检查，积极明确胸腔积液原因，置管引流胸腔积液。胸腹水常规：外观：乳糜性。透明度：明显浑浊。凝固性：不凝固。比重 >1.018，李凡他试验阳性，有核细胞计数 8×10^6/L，红细胞中量；胸腔积液、腹水生化：TP 51.0 g/L，ALB 23.1 g/L。胸腔积液 ADA 18.00 U/L，LDH 157 U/L。同时查血 ALB 29.2 g/L，LDH 150 U/L。肿瘤标志物：胸腔积液：CA125 >1000.00 U/mL，CA19 - 9 <2.00 U/mL，CYF211 25.68 ng/mL，NSE 5.45 ng/mL；血：AFP 1.08 ng/mL，CEA 2.16 ng/mL，CA125 99.70 U/mL，CA19 - 9 2.24 U/mL。送胸腔积液细胞学检查：可见大量淋巴及增生间皮细胞，未见恶性细胞。患者 ALB 胸腔积液/血比值 0.72，LDH 胸腔积液/血比值 1.05，李凡他试验阳性，根据 Light 标准，考虑患者胸腔积液为渗出液。

充分引流胸腔积液后，完善胸部增强 CT 检查（图 9.2），对比前片胸部 CT 平扫结果显示：左肺上叶尖后段病变，较前片无变化；双侧胸腔积液，右侧胸腔置管后状态，右侧较前减少，左侧较前为新出现；原右侧胸腔积液前方实变灶减少，现片状磨玻璃密度灶，考虑肺组织膨胀不全可能；气管分叉下方、双侧腋下增大淋巴结。

因患者畸胎瘤术后病史，故入院完善妇科阴道彩超：子宫腺肌病可能，右卵巢囊性占位。因患者胸腔积液为渗出液，同时存在肿瘤标志物升高，不除外恶性胸腔积液可能。患者双侧腋下增大淋巴结，向患者及家属交代病情，于超声引导下行右侧腋窝淋巴结活检穿刺。同时患者因存在贫血、伴多发淋巴结肿大，需考虑血液系统

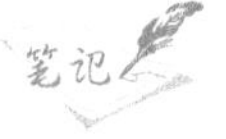

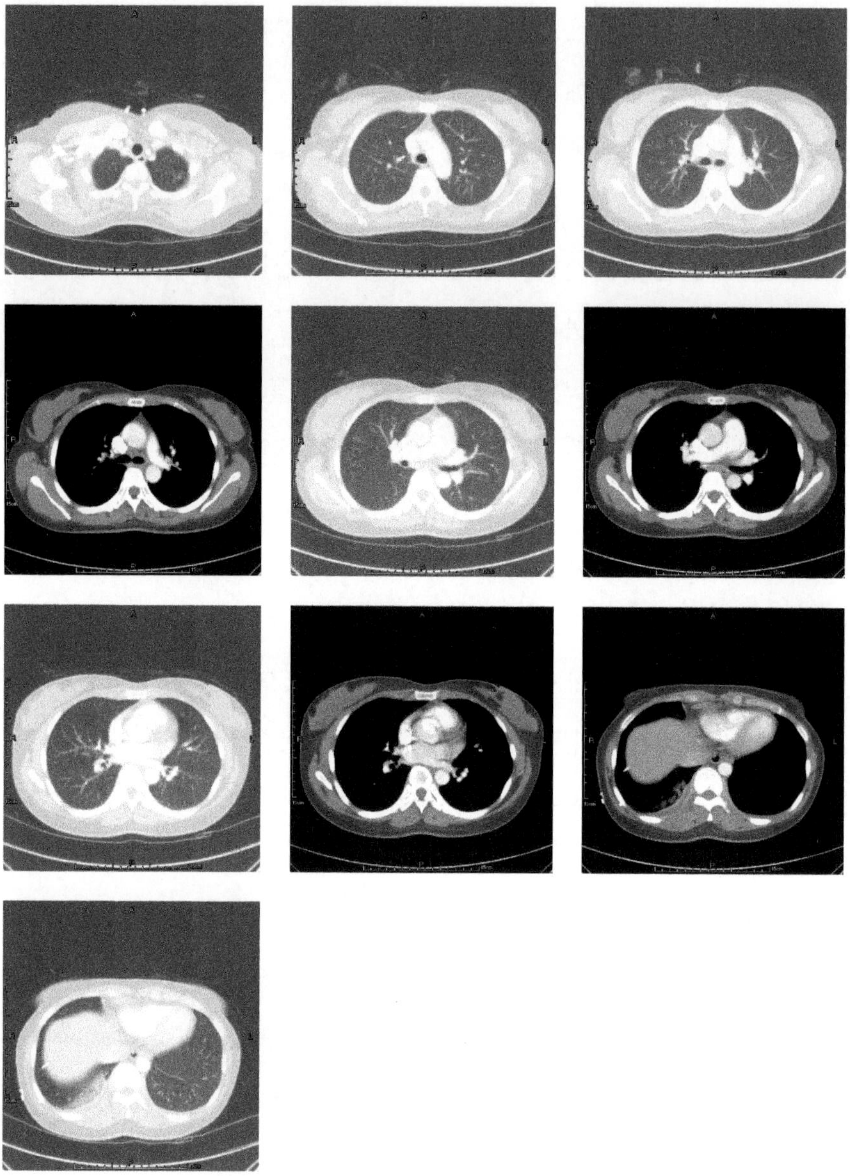

图 9.2　胸部增强 CT

疾病可能，进一步完善骨髓穿刺。

病理结果回报

1. 超声引导下右侧腋窝淋巴结穿刺活检（图 9.3）：（腋窝淋巴结穿刺组织 2 条，均长 0.3 cm）镜下淋巴组织内见中等大小异型淋巴细胞；免疫组化：CD3（散在 +），CD20（+），CD23 及 CD21

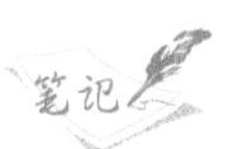

(显示破碎 FDC 网), CD5(散在+), CyclinD1(-), Mum-1(散在+), CD10(散在+), Bcl-6(散在+), Ki-67(约10%+)。诊断:淋巴结非霍奇金B细胞淋巴瘤。

2. 骨髓穿刺活检病理结果(图9.4):骨穿组织一条(长0.6 cm,直径0.2 cm)。镜下造血组织见中等大小异型淋巴细胞浸润;免疫组化:Bcl-2、CD20及Pax-5(+,聚集呈结节状), CD3(散在+), Ki-67(约10%+)、Bcl-6(-)。诊断:骨髓组织内见非霍奇金B细胞淋巴瘤累及。

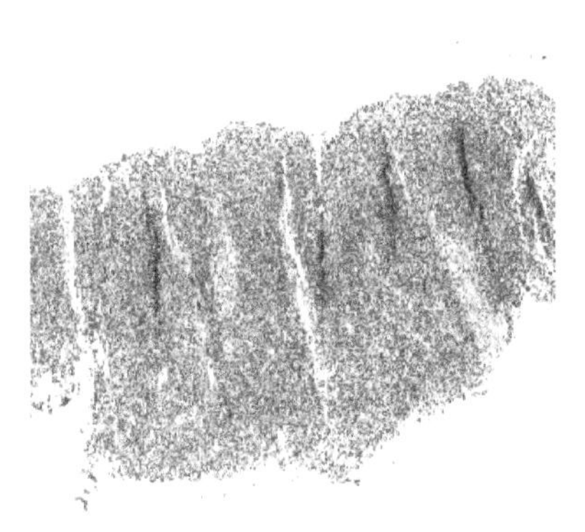

图9.3 腋窝淋巴结穿刺活检病理(×100,HE染色)

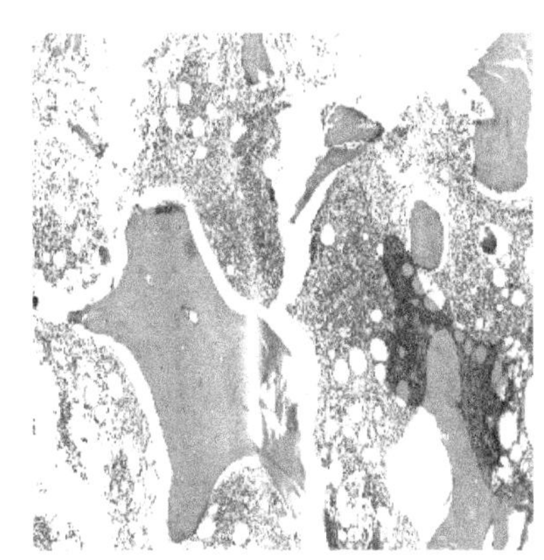

图9.4 骨髓穿刺活检病理(×100,HE染色)

3. 骨髓细胞学检查结果:淋巴细胞形态异常,不除外淋巴瘤骨髓浸润,粒系、巨核系增生旺盛,红系增生活跃伴铁利用障碍。

临床诊断考虑"非霍奇金B细胞淋巴瘤(Ⅳ期)"明确,向患者家属详细交代病情,患者家属表示理解,并决定返当地医院进一步诊治。

确定诊断:非霍奇金B细胞淋巴瘤(Ⅳ期),双侧胸腔积液,右侧乳糜胸,贫血(轻度),子宫腺肌病,右卵巢囊性占位,卵巢畸胎瘤切除术后。

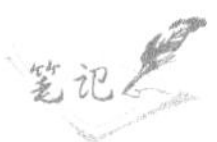

病例分析

患者为41岁女性，亚急性病程。主要表现为间断喘憋，伴乏力，活动后加重。查体双肺呼吸音粗，右下肺呼吸音低，胸部CT及胸部超声提示胸腔积液。入院后为明确胸腔积液原因，行胸腔积液置管引流，明确胸水性质，胸腔积液白蛋白/血白蛋白比值0.72，胸腔积液LDH/血LDH比值1.05，为渗出液，胸腔积液外观呈乳糜性。充分引流胸腔积液后复查胸部增强CT提示气管分叉下方、双侧腋下增大淋巴结。考虑患者胸部CT双肺无明显肺实质病变，结合患者贫血情况，不除外血液系统疾病可能，进一步完善淋巴结及骨髓穿刺，病理结果回报诊断非霍奇金B细胞淋巴瘤（Ⅳ期）明确。

乳糜胸是由于胸导管破裂或阻塞使乳糜液进入胸腔。若患者胸腔积液呈乳白色渗出液，放置后表层有油膜形成，无臭味，呈碱性，则需考虑乳糜胸可能。若胸腔积液甘油三酯>1.1 g/L，胆固醇/甘油三酯<1，乳糜试验(+)，淋巴管造影显示有破坏或阻塞，则考虑乳糜胸诊断明确。乳糜胸经苏丹Ⅲ染色可见脂肪滴，胸腔积液碱化后再以乙醚提取则变清亮。在恶性胸腔积液中，由肺、乳腺、卵巢、胃和淋巴瘤引起者占80%，约7%的患者找不到原发病灶。

需注意与假性乳糜胸进行鉴别。假性乳糜胸是由于胆固醇增高的乳状胸腔积液，不伴有胸导管的损伤。患者多有慢性胸腔积液病史，多伴有胸膜肥厚或包裹，无胸导管损伤的临床疾病表现。胸腔积液表现为乳状、黏稠的液体，无异味。若胸腔积液胆固醇含量>1.5 g/L，甘油三酯<0.5 g/L，胆固醇/甘油三酯>1，则可确诊。

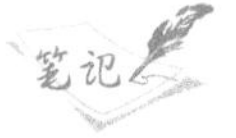

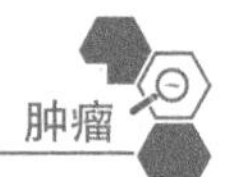

病例点评

对于大量胸腔积液，如果在胸部 X 线片上没有出现纵隔向对侧移位，需要考虑恶性可能，其可能原因为：①一侧主支气管的肿瘤导致肺不张；②由于纵隔淋巴结肿大导致纵隔固定；③恶性胸膜间皮瘤呈弥漫性胸膜病变，伴有少量胸腔积液；④一侧胸膜的广泛转移类似大量胸腔积液。

笔记

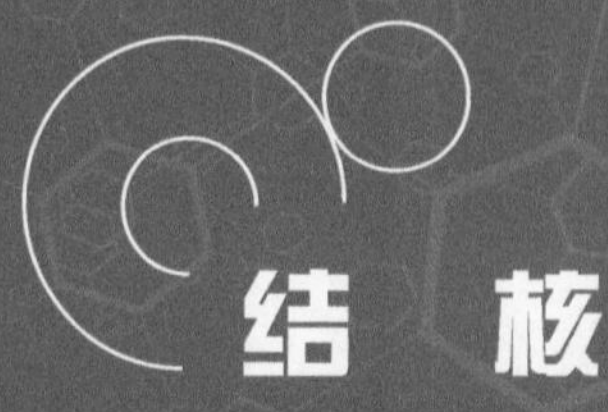

结　核

010 肺结核

病历摘要

现病史：患者，女性，67 岁，主因“间断咳嗽、咳痰半个月”收入院。患者半个月前受凉后出现间断咳嗽、咳痰，痰为少量白黏痰，就诊于当地医院，胸部 CT 提示双肺多发斑片状高密度影，给予头孢美唑抗感染，泼尼松抗炎等对症治疗后未见好转，为进一步诊治收入我科住院治疗。患者自起病以来，精神尚可，体力尚可，食欲、睡眠尚可，大小便如常，体重未见明显改变。

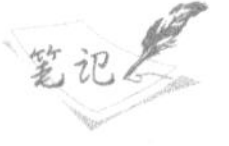

既往史：高血压病史，规律用药，血压控制尚可。否认糖尿病、冠心病、脑血管病等慢性病史。否认肝炎、结核等传染病史。否认手术、外伤史。过敏药物：氨茶碱、甘草片。

查体：T 36.3 ℃，R 19 次/分，P 76 次/分，BP 105/70 mmHg。神清，精神可，查体合作。结膜无充血、苍白，巩膜无黄染。四肢皮肤未见皮疹、皮下结节，无肝掌、蜘蛛痣。无龋齿，齿龈无红肿。全身浅表淋巴结未触及肿大。气管居中，甲状腺未触及。胸廓对称，无畸形，乳房发育正常、无肿块。双侧呼吸运动对称，肋间隙无增宽或变窄。双侧触觉语颤对称，无胸膜摩擦感。双肺叩诊呈清音，双肺呼吸音粗，未闻及明显干湿啰音，未闻及胸膜摩擦音。心律齐，各瓣膜听诊区未闻及病理性杂音及心包摩擦音。腹膨隆，未见腹壁静脉曲张及胃肠型蠕动波，全腹无压痛，无反跳痛及肌紧张，麦氏点无压痛，Murphy's 征阴性，肝脾未触及，肝脾区无叩痛，移动性浊音阴性，肾脏未触及，肾区及输尿管点无压痛。肠鸣音正常。腹部未闻及血管杂音。双下肢无水肿。

诊疗经过：患者入院后完善相关检查。血气分析：pH 7.435，PCO_2 34.80 mmHg，PO_2 66.30 mmHg，HCO_3^- 24.70 mmol/L。血常规：WBC 6.80 × 10^9/L，GR% 75.0%，CRP 8 mg/L。DIC 初筛大致正常。肿瘤标志物均为阴性。呼吸道病毒九联检为阴性，痰真菌培养、痰细菌培养、痰找结核菌均为阴性。抗结核抗体试验：弱阳性。

胸部 CT（图 10.1）：双肺散在斑片状磨玻璃密度影、实变、条索影，胸膜下显著，伴小叶间隔增厚。双肺间质性肺炎可能。

考虑患者抗感染治疗效果不佳，进一步完善支气管镜检查。

支气管镜检查（图 10.2）：隆嵴略变钝；左上叶尖后段支气管黏膜局部略突起增厚；右中叶灌洗；右中叶远端刷检，左上叶尖后段黏膜增厚处活检。

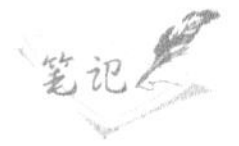

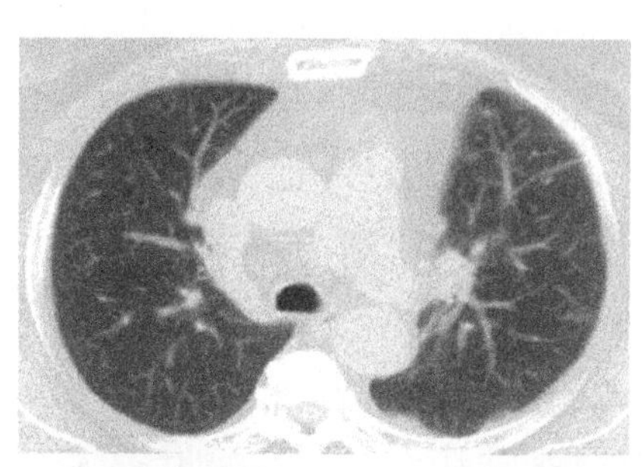
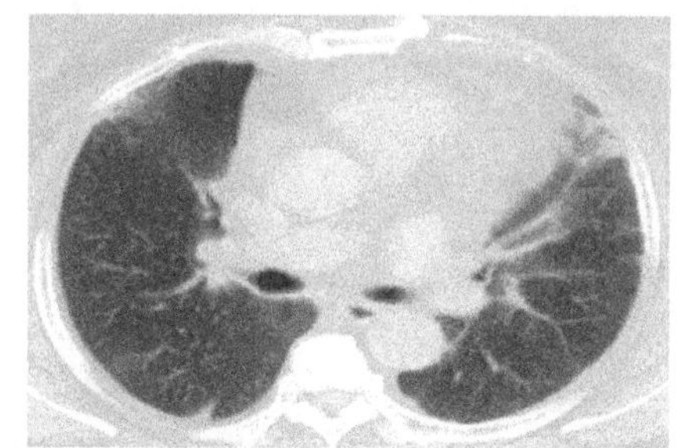
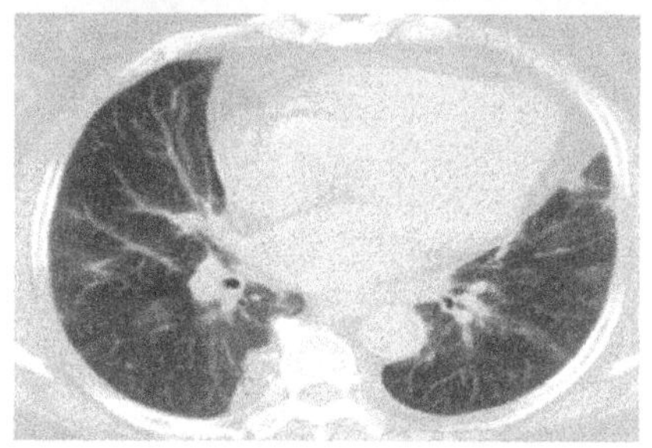
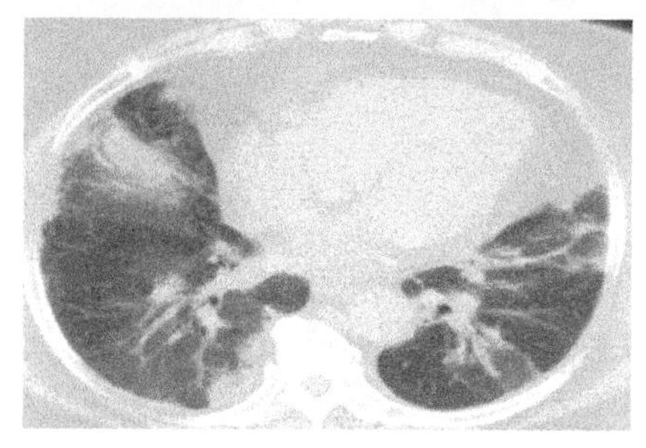

图 10.1 胸部 CT

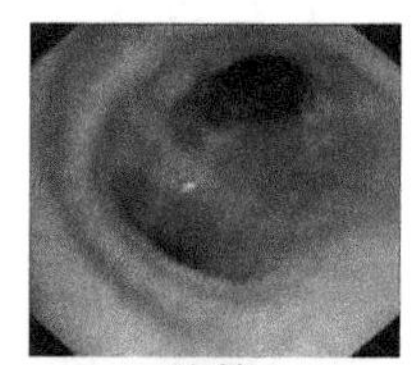
隆嵴

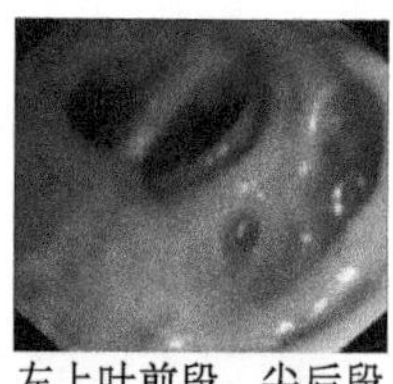
左上叶前段、尖后段

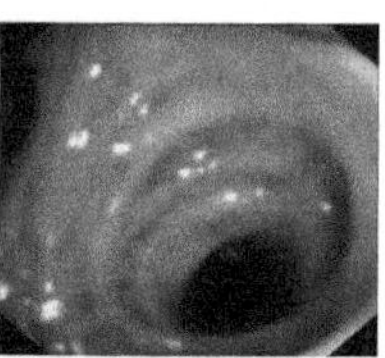
左舌叶

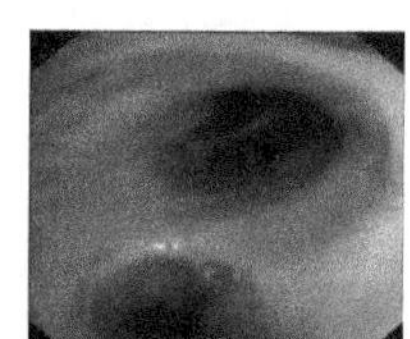
左下叶

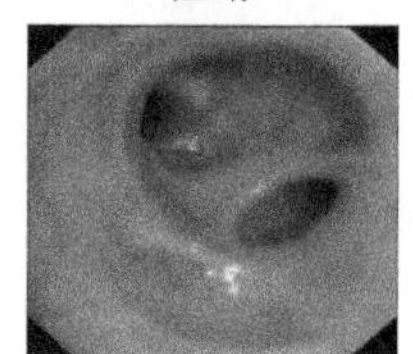
右上叶

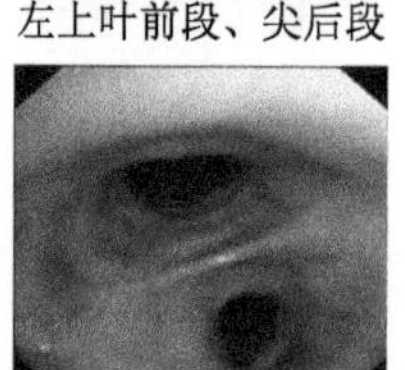
右中间段

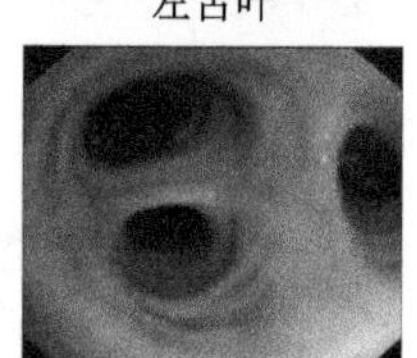
右中叶

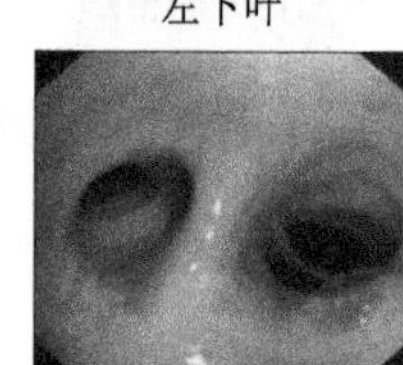
右下叶基底段

图 10.2 支气管镜下所见

支气管灌洗液结果：淋巴细胞亚群：$CD4^{+}$ 15.85%，$CD8^{+}$ 77.19%，CD4/CD8 0.21。细胞分类：肺泡巨噬细胞 50%，支气管上皮细胞 10%，淋巴细胞 10%，嗜酸性粒细胞 30%。

患者支气管肺泡灌洗液嗜酸性粒细胞显著增高，故考虑诊断为间质性肺炎（嗜酸性粒细胞性肺炎可能大），给予甲泼尼龙 20 mg bid

笔记

口服。患者喘憋症状好转后出院。出院后持续口服甲泼尼龙治疗。

确定诊断：间质性肺炎（嗜酸性粒细胞性肺炎可能大）。

患者出院后继续口服甲泼尼龙治疗，咳嗽、咳痰症状逐渐缓解，未再复诊。2 个月后受凉后再次出现咳嗽、咳痰，就诊于我院，复查胸部 CT（图 10.3）：双肺多发结节及片状实变影，以右肺中叶为著，边缘模糊，部分可见支气管气象相。较前新出现。

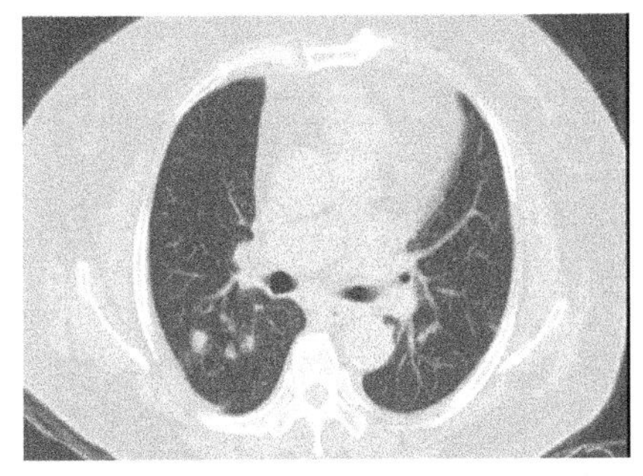
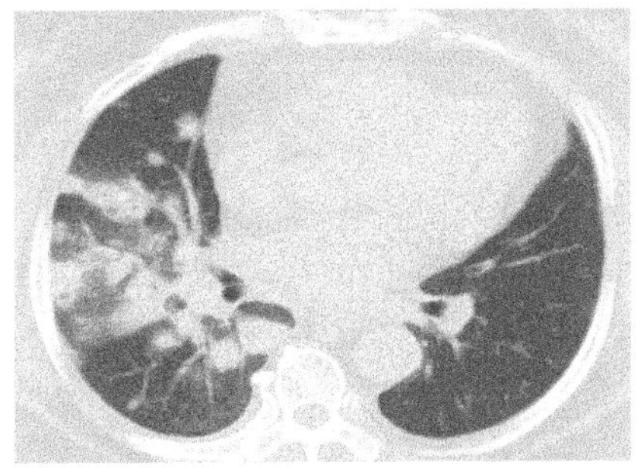
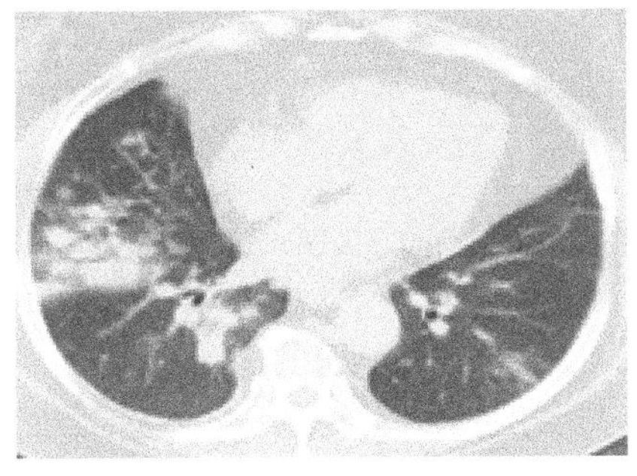
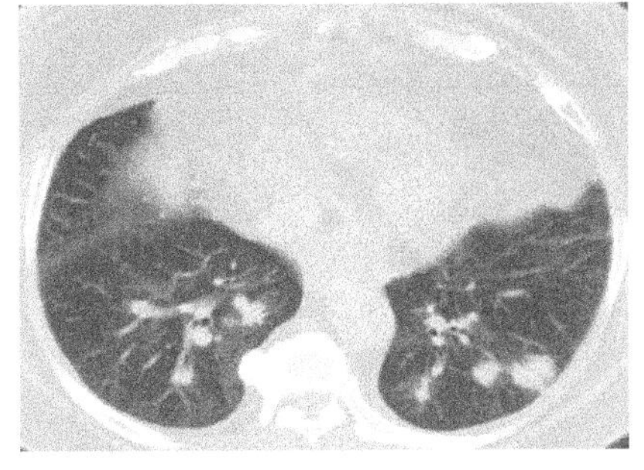

图 10.3　胸部 CT（2 个月后）

考虑患者肺部感染加重，故再次收住院治疗，给予伏立康唑抗真菌、左氧氟沙星抗感染等治疗，患者自觉症状仍未见明显好转，要求出院于外院就诊。外院考虑患者肺部病变结核感染不除外，故给予抗结核治疗，后因出现过敏性休克停用利福喷汀。给予异烟肼联合乙胺丁醇方案治疗。

患者口服药物期间仍有间断发热，夜间为主，体温最高为 39 ℃，伴间断咳嗽、少痰，喘憋，喘憋活动后加重，故自行停用抗

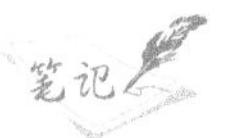

结核药，遂再次就诊于当地医院住院治疗，给予卡泊芬净抗真菌治疗，3 天后因消化道症状明显而停用。此期间患者症状未见明显改善，仍有间断发作咳嗽、咳痰、发热等不适。

再次就诊于我院住院，完善相关检查。血气分析：pH 7.45，PCO_2 35.80 mmHg，PO_2 68.30 mmHg，HCO_3^- 24.90 mmol/L。血常规：WBC 6.80×10^9/L，GR% 75.0%，CRP 8 mg/L。DIC 初筛大致正常。肿瘤标志物均为阴性。呼吸道病毒九联检均为阴性，痰真菌培养、痰细菌培养、痰找结核菌均为阴性。抗结核抗体试验：弱阳性。G 试验：349.9 pg/mL。胸腔积液化验：蛋白比：18.9/24.8 = 0.8，LDH 比：216/263 = 0.8，CA125 > 1000 U/mL，ADA 19 U/L。ANA 1∶80，ENA、ANCA 阴性，ASO 137.0 kIU/L。

肺功能：FEV_1/FVC 86.63%，FEV_1% Pred 76.7%，弥散量降低，肺泡弥散量正常。

复查胸部 CT（图 10.4）：双肺多发结节及肿块，较前增多、增大，空洞形成，右肺实变增多，右肺间质性改变。双肺多发磨玻璃密度灶为新出现，请结合临床。双侧胸腔积液，纵隔内多发淋巴结，部分增大。结合临床动态观察。双侧部分支气管壁稍厚欠规整。

结合患者胸部 CT 影像表现及 G 试验阳性，考虑患者肺真菌感染可能性大，给予伏立康唑抗真菌治疗 3 天，体温峰值稍有所下降，Tmax 38.5 ℃。完善胸腔积液检查提示渗出液，胸腔积液结核 PCR 阴性。胸腔积液病理未见恶性细胞。再次复查气管镜。

电子支气管镜下所见（图 10.5）：隆嵴变钝。左右各叶段支气管开口黏膜水肿，开口狭窄。于右中叶灌洗。右中叶外侧段远端刷检，经支气管镜肺活检术。

支气管肺泡灌洗液结果：肺孢子菌 PCR 及镜检为阴性。结核 PCR 为阳性。

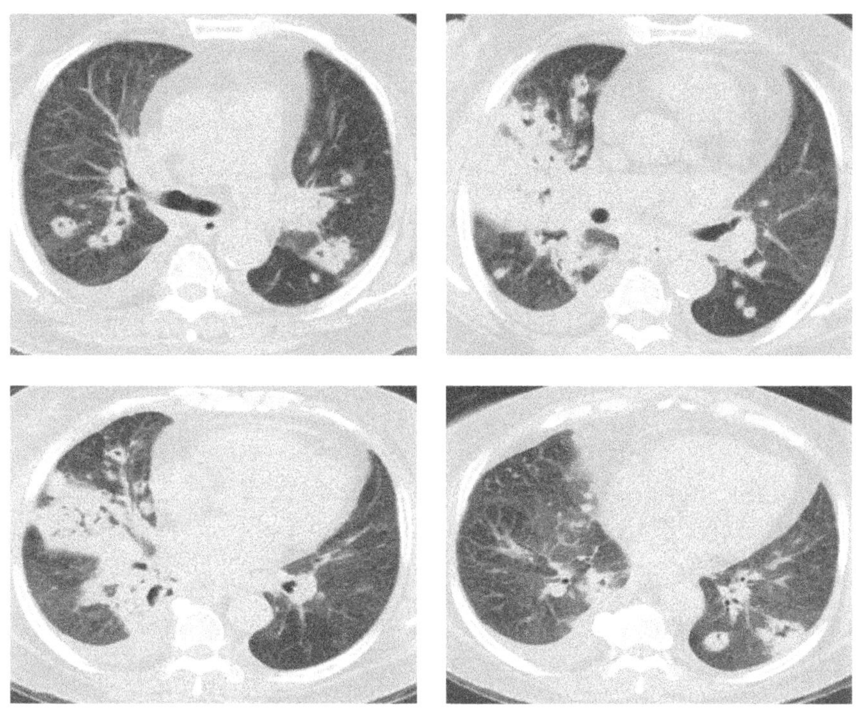

图 10.4　胸部 CT 复查示病变增多

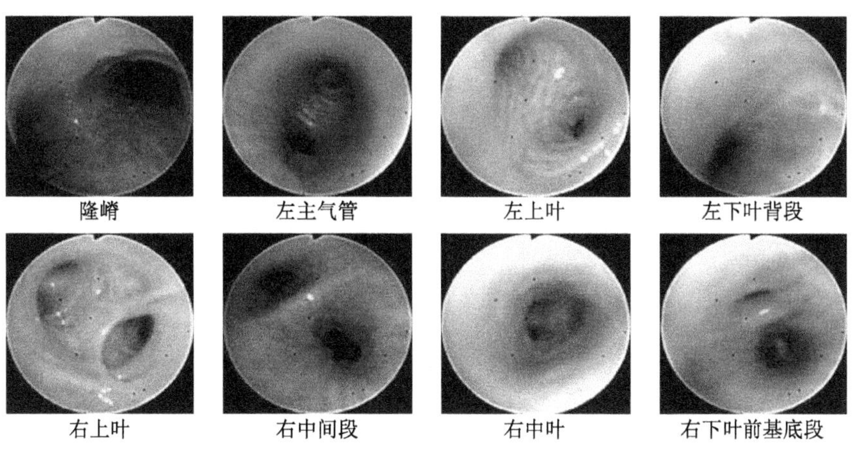

图 10.5　再次支气管镜下所见

支气管镜检查后复查痰找结核菌，结果显示找到抗酸杆菌(2+)。

考虑患者肺结核诊断明确，给予抗结核治疗方案：异烟肼+乙胺丁醇+链霉素+吡嗪酰胺治疗，并转入专科医院继续治疗。

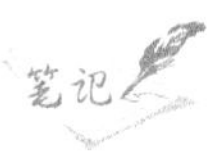

确定诊断：浸润性肺结核（涂阳）。

病例分析

患者第一次就诊，因胸部 CT 提示双肺多发结节实变影，以胸膜下为著，抗感染治疗无效，肺泡灌洗液嗜酸性粒细胞 20%，病原学相关检查均为阴性，考虑嗜酸性粒细胞性肺炎诊断明确，故给予激素治疗，后患者症状及影像表现明显好转。

诱发类固醇性肺结核的机制，主要是大量或长期地应用激素，抑制了机体的免疫功能，使肺部潜伏性的结核感染灶或已静止、已愈的肺结核病灶复发。机体的免疫状态虽有个体差异性，但与年龄有相关性，老年患者由于免疫器官功能减弱，免疫力也自然下降，这样的人群在无预防性抗结核治疗的情况下大量使用激素更易诱发本病，有的病例因不合理地应用激素所致。本患者第一次入院应用激素是在明确诊断的基础上进行的，其激素的应用是合理的，取得了很好的疗效。但后期患者未规律复诊，未能根据肺部病变情况逐渐减少激素剂量，继而增加了激素引起不良反应的风险——肺结核。复查胸部 CT 显示多发结节影伴空洞和实变影。痰涂片抗酸杆菌阳性确诊。为避免此种情况发生，应在口服激素治疗过程中，规律复查胸部 CT 以明确肺部病变情况，并逐渐减少激素剂量，既保证疗效，也能够有效避免相关不良反应的发生。

病例点评

对长期使用糖皮质激素并伴有长期发热的患者，要高度警惕和怀疑有结核病的可能；因为免疫功能减退的结核病患者易发生无反

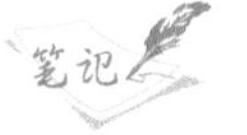

应性结核病，其病变进展极快，病死率很高。患者在接受糖皮质激素及免疫抑制剂治疗过程中，应警惕发生结核病的可能，定期行肺部X线检查或临床监控，以早期发现结核病，对诊治有重要意义。

011 淋巴结结核

病历摘要

现病史： 患者，女性，49岁，主因“间断干咳4个月”入院。患者4个月前无明显诱因出现干咳，无明显咳痰，有流涕，伴乏力，无发热、畏寒，无咯血、呼吸困难，无盗汗、食欲下降，无胸痛，无恶心、呕吐等不适，自服止咳药后，症状未见明显缓解。10天前患者就诊于我院耳鼻喉科，考虑“咽炎”，给予止咳及抗过敏治疗后，症状无明显好转。后于我院中医科行胸部X线片检查提示：双肺小斑点影，性质待定；双肺门影增大。气管局部管腔略显窄。为进一步检查1周前就诊于我院呼吸科门诊，行胸部CT检查提示：两侧肺门区及纵隔淋巴结增大，双肺多发小结节。现为进一步诊治收入院。患者自发病以来，睡眠、精神可，食欲欠佳，大小便如常，体重无明显增减。

既往史： 既往体健，否认高血压、冠心病、糖尿病、肾病等慢性病史，否认肝炎、结核等传染病史，否认毒物及放射物质接触史，否认手术、外伤、输血史，否认药物及食物过敏史。否认吸烟、饮酒史。否认家族遗传病史及类似病史。

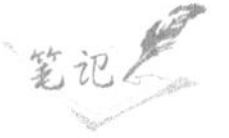

查体： T 36.5 ℃，R 18次/分，P 80次/分，BP 110/70 mmHg。

神清，精神可，结膜无苍白、巩膜无黄染。颈部可触及肿大淋巴结，质韧，无压痛，触之可活动。咽部充血，咽后壁滤泡增生，胸廓对称，胸壁无压痛，双肺触觉语颤正常且对称，双肺叩诊呈清音，双肺呼吸音粗，双肺未闻及明显干、湿性啰音。心律齐，各瓣膜听诊区未闻及病理性杂音及心包摩擦音。腹部平坦，未见腹壁静脉曲张及胃肠型、蠕动波，全腹无压痛，无反跳痛及肌紧张，麦氏点无压痛，肝脾肋下未触及，肝脾区无叩痛，移动性浊音阴性，肠鸣音 3 次/分。双下肢无水肿。

影像学检查： 胸部 CT 平扫（图 11.1）：双侧胸廓对称，纵隔居中，两肺支气管血管束清晰，双肺可见多发磨玻璃密度小结节。两侧肺门区及纵隔内见多发淋巴结，较大的短径约为 1.2 cm；各叶段支气管开口通畅，无胸腔积液表现，心脏不大。心包略增厚，约为 0.7 cm。

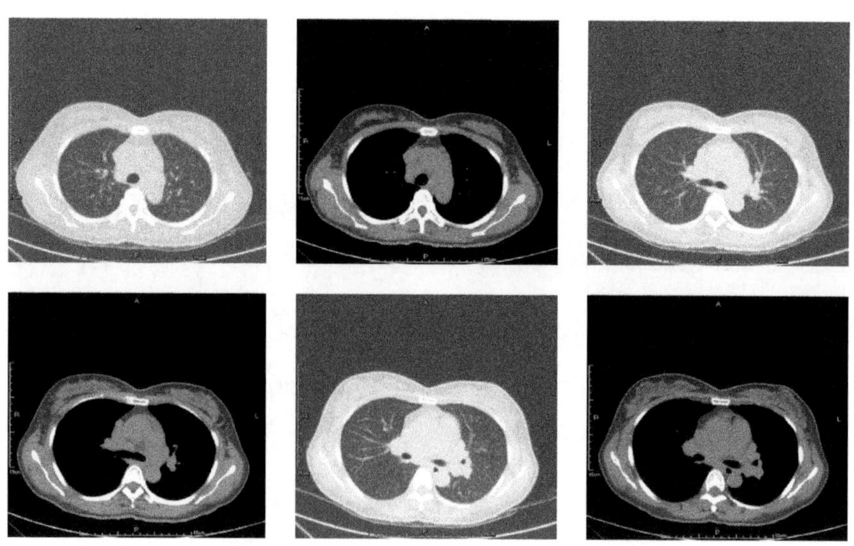

图 11.1　胸部 CT 平扫示两侧肺门区及纵隔内见多发淋巴结

诊疗经过： 血气分析（入院即刻）：pH 7.42，PCO_2 36.9 mmHg，PO_2 96 mmHg，SO_2 97.0%，HCO_3^- 25.2 mmol/L。血常规 + C 反应蛋白：

笔记

WBC 3.40 × 10^9/L，GR% 62.5%，RBC 4.05 × 10^{12}/L，HGB 120 g/L，CRP < 1 mg/L。ESR：44 mm/h。生化 C21：GLU 5.70 mmol/L，Cr 55.6 μmol/L，ALB 38.5 g/L，ALT 27 U/L，AST 30 U/L，Na 140.3 mmol/L，K 3.76 mmol/L。尿常规：RBC 7.0/μL，WBC 12.0/μL，余结果无异常。便常规未见异常。DIC 初筛：Fbg 4.40 g/L，FDP 5.20 mg/L。免疫球蛋白示：IgG 2150.0 mg/dL，IgM、IgA、补体 C3、补体 C4 均在正常范围内。

患者白细胞不高，胸部 CT 提示肺门纵隔淋巴结增大，需鉴别结核、肿瘤、结节病等可能引起肺门纵隔淋巴结肿大的疾病，为明确诊断，查 sACE 130.3 U/L。抗结核抗体结果为弱阳性。PPD 强阳性。肿瘤标志物：NSE 19.10 ng/mL，余肿瘤标志物均正常。

进一步完善胸部增强 CT（图 11.2）：双侧胸廓对称，纵隔居中。两肺多发磨玻璃密度及稍高密度小结节。两侧肺门区及纵隔多发肿大淋巴结，均匀强化，平扫 CT 值 51 Hu，增强后 89 Hu。各叶段支气管开口通畅，无胸水表现，心脏不大，心包腔内可见液体密度影。

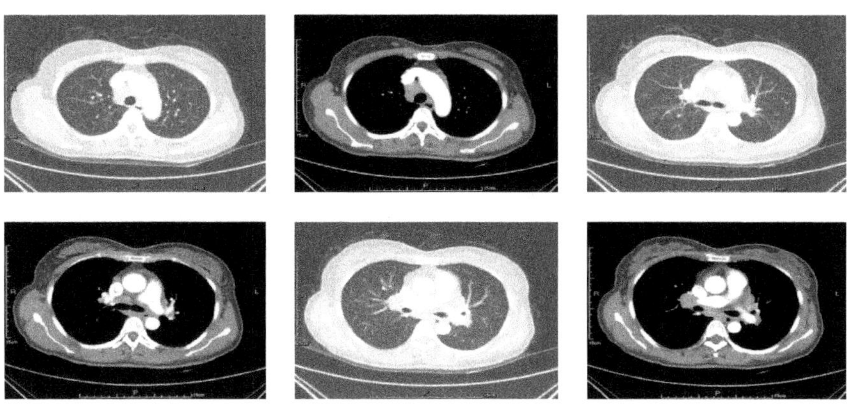

图 11.2　胸部增强 CT

综合患者实验室检查及影像学检查结果：白细胞不高、胸部

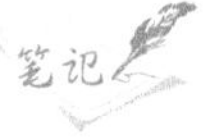
笔记

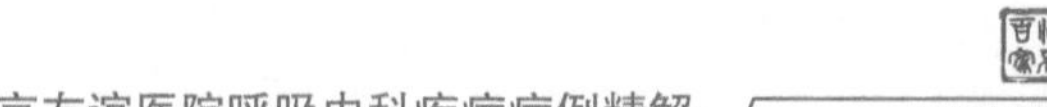

CT 表现以双肺门及纵隔淋巴结增大为主、血管紧张素转化酶显著增高，诊断首先倾向为肺结节病。同时，患者存在呼吸道感染情况，故治疗上先后给予左氧氟沙星、头孢呋辛口服抗感染治疗，并给予清咽利喉、止咳等对症支持治疗。

患者外周颈部浅表淋巴结肿大，故完善 B 超引导下淋巴结穿刺活检，病理结果提示慢性炎症表现。

为明确诊断，进一步完善支气管镜检查。镜下可见（图 11.3）：右上叶呈四开口变异，右中间支气管黏膜增厚，结节样不平；左总支气管充血水肿，左上叶尖后段、左舌叶支气管黏膜增厚，结节样不平，嵴部稍变钝。于左下叶基底段、背段黏膜增厚处活检。

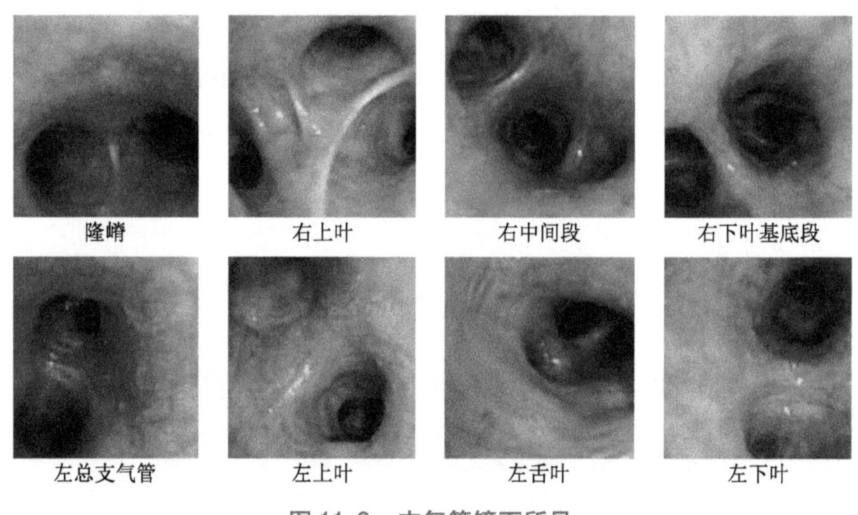

图 11.3　支气管镜下所见

术后病理回报：支气管黏膜镜下活检：被覆假复层呼吸上皮之黏膜组织 2 块，呈慢性炎，部分脱落细胞内可见非典型性，请结合临床。

患者气管镜下可见支气管黏膜结节样不平，但术后病理回报无特异性结果，为进一步明确诊断，向患者及家属详细交代病情，患者及家属同意再次行颈部淋巴结穿刺活检。

笔记

颈部淋巴结穿刺活检涂片细胞学病理回报：可见类上皮细胞，

多核巨细胞及少量坏死物，抗酸染色阳性，倾向为淋巴结结核。

建议患者至专科医院就诊进一步治疗，规律应用异烟肼＋利福平＋乙胺丁醇三联抗结核治疗。

6 个月后复查胸部 CT（图 11.4）：双肺门及纵隔肿大淋巴结较前明显减少。

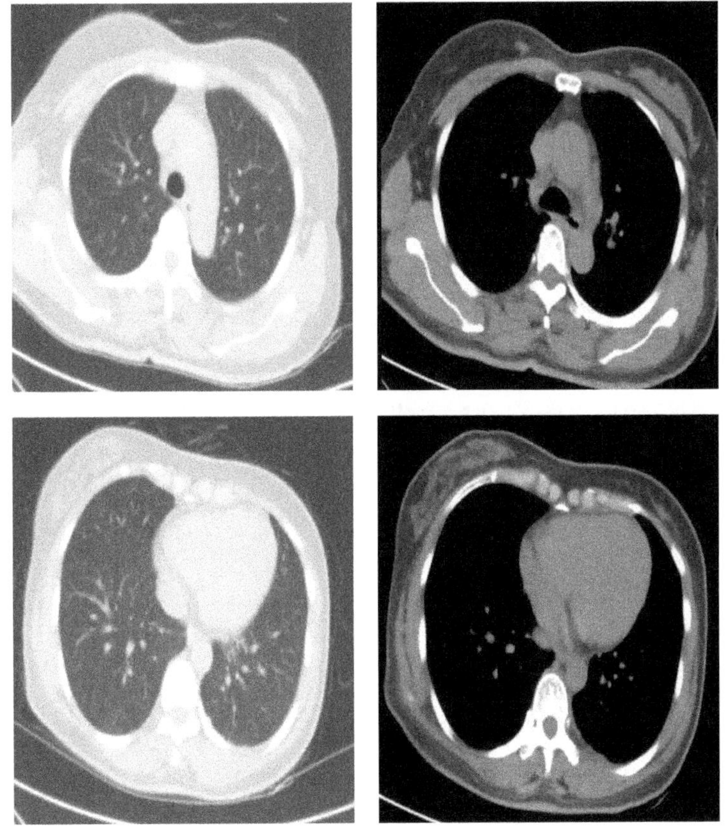

图 11.4　胸部 CT（6 个月后）

确定诊断：淋巴结结核。

病例分析

结核性淋巴结炎是肺外结核病的最常见表现之一。孤立性外

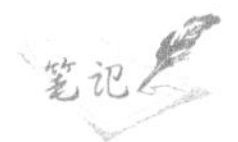

周结核性淋巴结肿大通常是由原发性结核病感染期间（也许在多年前）血行播散疾病的再激活所引起。在原发性感染的情况下也可发生粟粒性播散伴显著的淋巴结受累。临床表现取决于淋巴结肿大的部位和患者的免疫状况。无全身性症状的年轻成年人中最常见的表现为孤立的慢性无压痛性淋巴结肿大，其中最常见为颈部淋巴结肿大。体格检查可发现一个坚硬而孤立的淋巴结或多个与周围结构相互粘连的淋巴结；覆盖其上的皮肤可能会硬结。结核性淋巴结炎患者可能会伴有全身性的表现，包括发热、盗汗和体重减轻。此类患者胸部放射影像学检查结果可能异常，更可能有播散性结核病，并且不止 1 个部位出现淋巴结炎。诊断是通过组织病理学检查和淋巴结标本材料的抗酸杆菌涂片和培养得出的。

建议使用以下治疗方案：利福平、异烟肼、乙胺丁醇、吡嗪酰胺（每天 1 次给药）治疗 2 个月，然后利福平和异烟肼（每天 1 次给药或每周 3 次给药）治疗 4 个月。成年人的首选治疗持续时间为 6 个月。

病例点评

对于中年女性的肺门及纵隔淋巴结肿大，常见疾病首先考虑结节病，其次为淋巴结核，两者治疗方案不同，如果没有病理诊断试验性应用激素治疗则风险很大。该患者双肺门淋巴结对称肿大，且血管紧张素转化酶明显增高，容易误诊为结节病，结合 PPD 阳性，颈部淋巴结病理抗酸染色阳性，见坏死物，考虑诊断淋巴结结核，明确诊断后给予抗结核治疗后病情明显缓解。

笔记

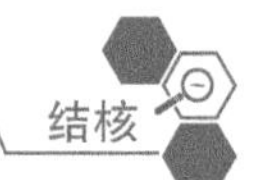

012 支气管内膜结核致气道狭窄

病历摘要

现病史：患者，女性，27岁，主因"咳嗽、咳痰1月余，加重伴发热20天"收入院。患者1月余前受凉后出现咳嗽、咳痰，口服抗生素（具体不详）治疗后好转。20天前咳嗽、咳痰加重，伴发热、畏寒，伴胸闷、气短及活动后喘憋，完善胸部CT提示左上肺斑片影，左下肺致密影，就诊于当地医院，给予抗感染及化痰等治疗后未再发热，但咳嗽、咳痰、胸闷未见明显好转，遂就诊于我院门诊，复查胸部CT（图12.1）提示左上叶支气管血管束紊乱，左上叶尖后段可见多发较高密度结节及钙化结节，并见条索影与相邻增厚的胸膜粘连；左肺上叶舌段见多发结节影，较大者约为1.6 cm×1.8 cm，CT值约为25 Hu，增强无明显强化；左肺下叶透过度降低，小叶间隔增厚，见多发片状磨玻璃密度影及实变影，实变影内见支气管气相；左主支气管管腔狭窄。右肺上叶后段及下叶背段见小片状磨玻璃密度影，右肺中叶见直径约为0.8 cm无壁囊状透亮区。纵隔内见多发淋巴结影较大者直径约为1.0 cm，增强扫描可见强化。现为进一步诊治收入院。患者自发病以来，睡眠、精神、食欲尚可，大小便如常，近半年体重下降3 kg。

既往史：慢性乙型病毒性肝炎病史7年，未治疗。否认高血压、心脏病病史，否认糖尿病、脑血管病、精神疾病病史。否认结核史、疟疾史。否认手术、外伤、输血史，否认食物、药物过敏

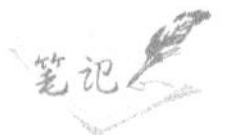

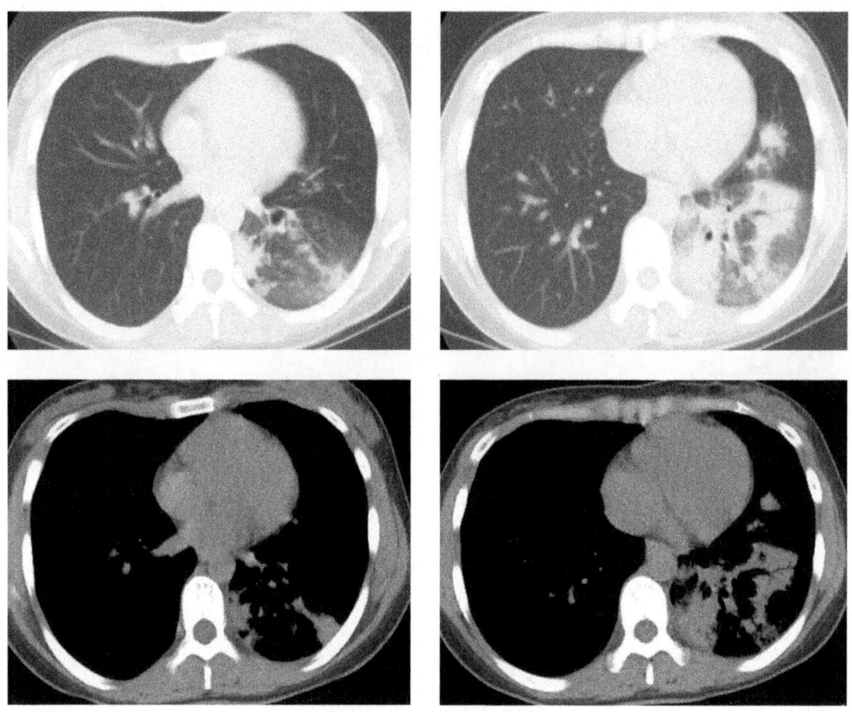

图 12.1 胸部 CT 示左肺下叶见多发片状磨玻璃密度影及实变影，左主支气管管腔狭窄

史，预防接种史不详。否认吸烟、饮酒史。否认类似家族史。患者长期在国外（巴林）工作。

查体： T 36.5 ℃，R 18 次/分，P 79 次/分，BP 100/70 mmHg。神清，精神可，自主体位。扁桃体不大。双肺呼吸音粗，左肺呼吸音低，双肺未闻及干、湿性啰音及胸膜摩擦音。心律齐，未闻及额外心音及异常心音，未闻及心包摩擦音。腹软，无压痛，无反跳痛及肌紧张，肝脾肋下未触及，肠鸣音 4 次/分，双下肢未见明显水肿。

诊疗经过： 患者主因咳嗽、咳痰收入院，胸部 CT 提示肺部感染，院外抗感染治疗效果欠佳。入院后完善检查：血常规 + C 反应蛋白：WBC 4.48×10^{9}/L，GR% 64.3%，RBC 4.45×10^{12}/L，HGB 120 g/L，PLT 133×10^{9}/L，CRP 11 mg/L。生化：均正常范围。故给

笔记

予左氧氟沙星抗感染，盐酸氨溴索化痰等对症治疗。ESR 37 mm/h。肿瘤标志物：CA125 366.10 U/mL，NSE 37.01 ng/mL，余肿瘤标志物均正常。抗结核抗体：弱阳性。痰涂片见到革兰阳性球菌。痰找真菌：未见真菌。痰找结核菌：阴性。结核感染T细胞检测：淋巴细胞培养+干扰素测定A＞120 SCFs/10^6 PBMC，淋巴细胞培养+干扰素测定B＞120 SCFs/10^6 PBMC。呼吸道病原体IgM九联检：肺炎支原体阳性。乙型肝炎病毒核糖核酸定量（HBV－DNA，PCR法）：乙肝病毒核酸定量（HBV－DNA）＜最低检出限。PPD试验（阳性）：（48 h）硬结17 mm×18 mm，（72 h）硬结12 mm×11 mm。结合患者胸部CT，完善支气管镜检查（图12.2）：左主支气管距隆嵴4 cm处呈鱼嘴样狭窄，表面可见肉芽样增生，被覆白苔，充血明显，触之易出血；余未见明显异常；未见新生物，未见出血；左主支气管狭窄处行支气管内分次冲洗生理盐水90 mL，回收血性浑浊液体约50 mL，分送细胞学、找结核菌、细菌培养等检查；左主支气管狭窄处行冷冻治疗，将表面肉芽样组织清除并送病理，狭窄处扩大，并行远端刷检。检查意见：左主支气管管腔狭窄。

支气管刷片：见到革兰阳性球菌。灌洗液送细胞学检查：可见呼吸性上皮细胞及巨噬细胞，未见肿瘤细胞。支气管刷片送细胞学检查：可见增生的呼吸性上皮细胞、上皮样组织细胞及个别朗罕氏多核巨细胞，肉芽肿性病变，请结合临床除外结核。气管镜灌洗液结核分枝杆菌扩增荧光检测（TB－PCR）：阳性。故支气管活检提示少量被覆纤毛上皮之黏膜组织呈慢性炎，并见坏死性肉芽肿，建议除外结核分枝杆菌感染。考虑患者支气管内膜结核诊断明确，建议胸科医院继续诊治。

诊断：支气管内膜结核，左主支气管管腔狭窄，慢性乙型病毒性肝炎。

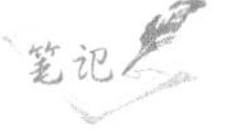

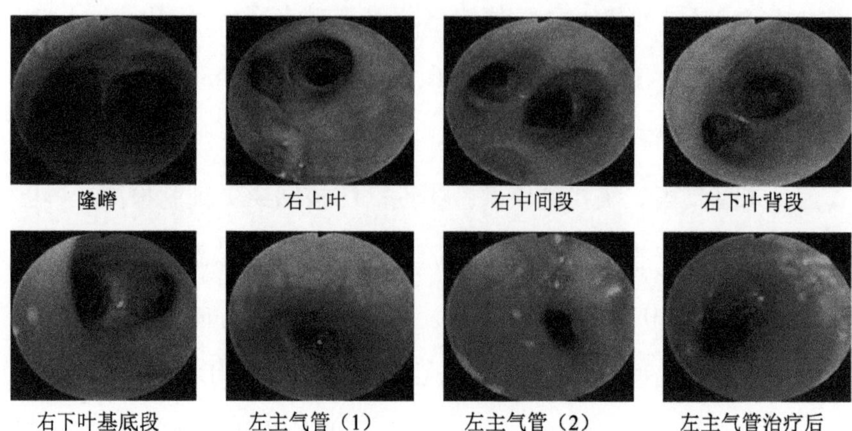

图 12.2 支气管镜下见左主支气管距隆嵴 4 cm 处呈鱼嘴样狭窄，表面可见肉芽样增生

病例分析

患者为 27 岁女性，既往肝炎病史，咳嗽、发热 20 天，胸部 CT 感染征象，同时合并陈旧结核，抗感染治疗短暂好转，仍胸闷。经胸部 CT 发现左主支气管管腔狭窄。狭窄及病原体不明，常规痰培养、痰找结核菌等检查阴性，需行气管镜检查。气管镜检查发现左主支气管管腔狭窄，黏膜水肿伴坏死物附着，经病理及 PCR 证实为支气管结核。同时将坏死黏膜冷冻处理，狭窄程度较前有改善。气道狭窄需与气管支气管真菌感染、结节病、淀粉样变、复发性多软骨炎、气管支气管肿瘤相鉴别。除活检病理外，必要的刚果红染色、支气管肺泡灌洗液及冲洗液标本 T 细胞亚群测定等可鉴别。对于已经造成的气道狭窄，在抗结核药物全身化学治疗基础上，可以采取气道内给药、冷冻、球囊扩张等分次进行，达到改善通气的目的。

笔记

病例点评

1. 气管支气管结核患者的临床表现往往缺乏特异性，影像学具有局限性，易漏诊。该病例临床症状、影像均不典型，缺乏特异性。

2. 确诊依赖于支气管镜检查及细菌学或病理学证据。

3. 支气管内膜结核造成气道狭窄，在抗结核药物全身化学治疗的基础上，可以采取镜下治疗，达到改善气道狭窄的目的。

笔记

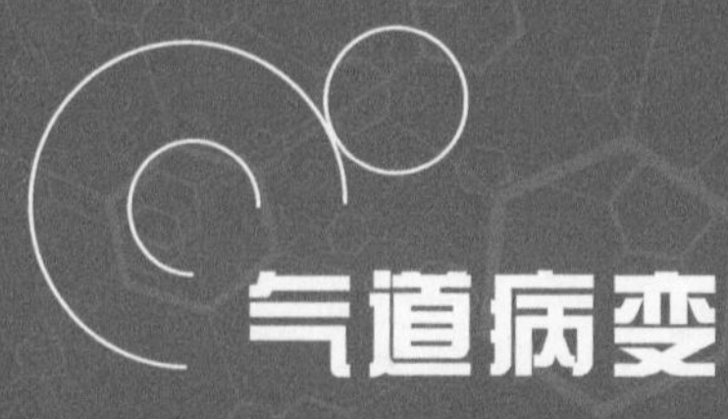

013 气道异物

病历摘要

现病史：患者男性，55 岁，主因“痰中带血半年，咯血加重 1 周”收入院。患者半年前无诱因间断出现咯血，表现为痰中带血，无胸闷、胸痛，无恶心、呕吐、腹痛、腹泻等不适。每月发作 2 ~3 次，每次咳痰 1 ~2 口，量少，常于饮酒后出现，未予以诊治。1 周前患者于讲话时突发剧烈咳嗽，以干咳为主，症状持续约 20 分钟，咳 3 口鲜血，量约 5 mL，之后症状自行缓解，未予以诊治。

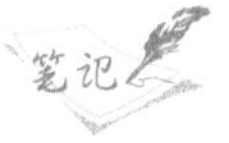

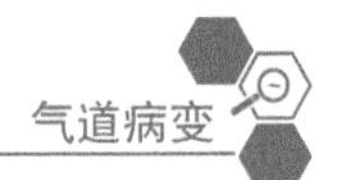

3 天前患者再次于讲话时出现上述症状，咯鲜血，量约 100 mL，症状持续近 10 分钟，而后咯血自行停止，遂就诊于我院急诊，完善胸部 CT 提示右肺中叶慢性炎症改变；右主支气管及右肺下叶支气管内高密度灶。患者自发病以来，睡眠、精神、食欲尚可，大小便如常，体重无明显改变。

既往史：乙型病毒性肝炎 6 年，规律恩替卡韦抗病毒治疗。否认高血压、心脏病病史，否认糖尿病、脑血管病、精神疾病病史。否认结核病史。阑尾术后，否认外伤、输血史，否认食物、药物过敏史，预防接种史不详。吸烟 20 余年，每天 20 支。父亲患有脑血管病。

入院查体：T 36.2 ℃，P 72 次/分，R 16 次/分，BP 130/100 mmHg。神清，精神可，结膜苍白、巩膜无黄染，双侧胸廓对称，双肺呼吸音粗，未闻及明显干、湿性啰音。心律齐，心音正常，$A_2 > P_2$，未闻及额外心音，各瓣膜听诊区未闻及心脏杂音，未闻及心包摩擦音。腹软，无压痛、反跳痛及肌紧张，麦氏点无压痛，肝脾肋下可触及，肝脾区无叩痛，移动性浊音阴性，肠鸣音 4 次/分。双下肢无水肿。

诊疗过程：患者为 55 岁男性，慢性病程，急性加重。主因咯血入院，既往长期大量吸烟史，入院后完善相关检查：血常规 + C 反应蛋白：WBC 7.84×10^9/L，GR% 73.4%，RBC 4.99×10^{12}/L，HGB 160 g/L，PLT 154×10^9/L，CRP 9 mg/L。生化 P2 + P3：ALT 30 U/L，AST 25 U/L，GLU 6.47 mmol/L，D – BIL 11.69 μmol/L，I – BIL 17.21 μmol/L。DIC、肿瘤标志物阴性。结核感染 T 淋巴细胞：淋巴细胞培养 + 干扰素测定 B 60 SCFs/10^6 PBMC，余病原学相关检查均为阴性。胸部增强 CT：右肺上叶尖段胸膜下见多枚无壁透亮区，较大者直径约为 1.9 cm；左肺上叶下舌段、右肺中叶内侧

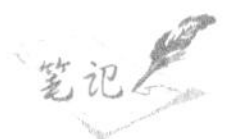

段见少许索条。左侧部分小叶间隔及左侧叶间胸膜增厚。右肺下叶及右下肺背段支气管内见条状极高密度影，主气管、双肺支气管及其分支管腔通畅。双侧肺门及纵隔内未见明显增大淋巴结（图 13.1）。

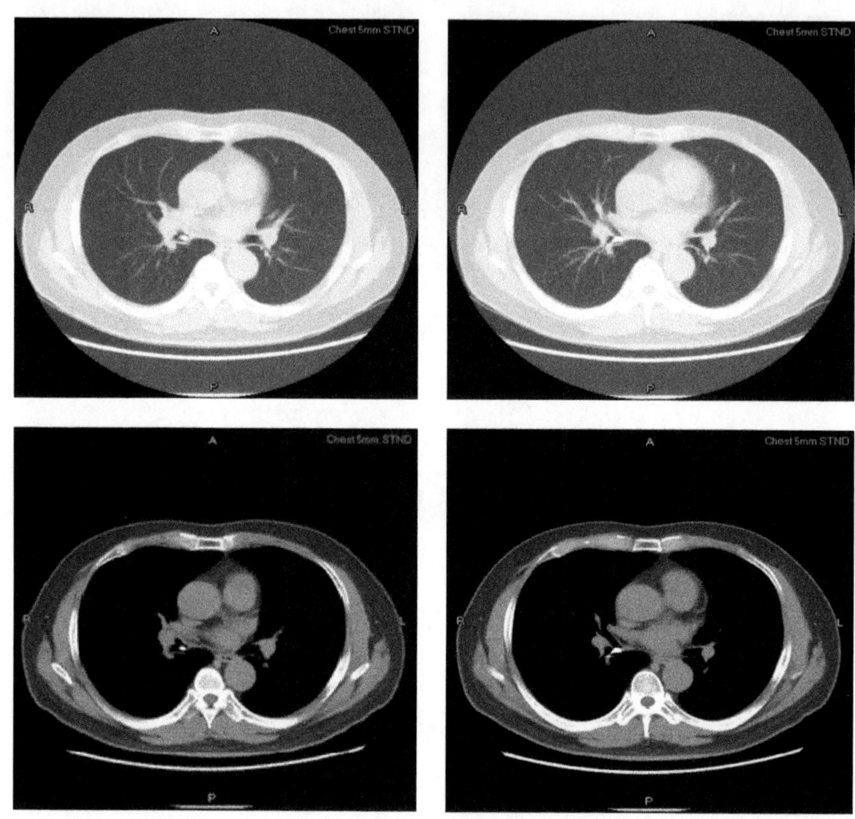

图 13.1　胸部增强 CT

患者胸部 CT 提示气管内条状极高密度影，故建议患者完善气管镜检查以明确气管内病变性质。支气管镜检查：双侧支气管黏膜普遍增厚，左主支气管可见肉芽增生，右中间段可见绿色透明 C 型片状玻璃碎片，嵌顿到右下叶背段开口，表面有血迹，周围黏膜肉芽增生，未见新生物，未见活动出血。应用冷冻及活检钳取出异物，重新进镜观察，右下叶背段开口黏膜水肿狭窄，未取活检（图 13.2）。诊断：右中间段玻璃碎片，右下叶背段开口狭窄。

笔记

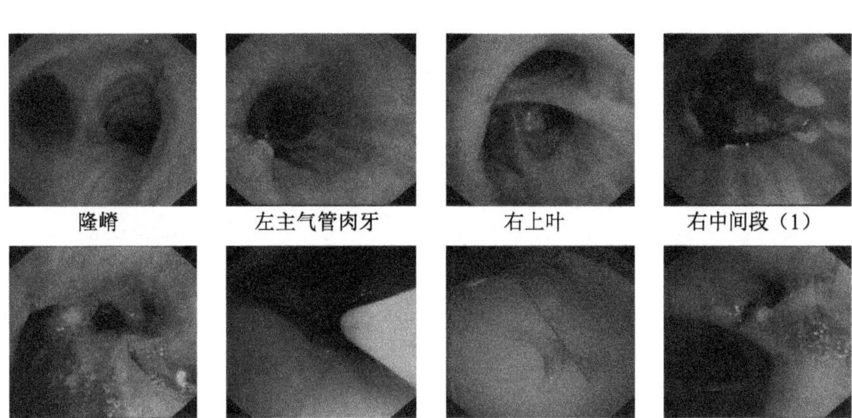

图 13.2　支气管镜下所见

详细追问病史，半年前曾饮啤酒后醉酒。故考虑患者气管内高密度影为啤酒瓶口异物卡入气管。气管镜后患者咯血症状缓解，后好转出院。随访 1 年患者未再咯血。

诊断：支气管异物，支气管黏膜肉芽增生，慢性乙型肝炎。

病例分析

55 岁患者，慢性病程，饮酒后间断性咯血半年，未予重视，本次咯血量大，约 100 mL，行胸部 CT 示右肺下叶及右下肺背段支气管内见条状极高密度影。进行了肿瘤、结核等一般性的化验检查，不能确定高密度影性质。及时安排气管镜检查，发现左主气管壁肉芽组织增生，右中间段可见玻璃片嵌顿到右下叶背段开口，可见血迹。患者刚发生过大咯血，气管镜检查中咳嗽及外力牵拉极有可能造成再发大出血。取异物变得异常危险。检查前充分与患者及家属沟通，讲明可能的危险情况，同时做好充分麻醉，做好大出血发生预案，术中进镜，冷冻及钳取过程动作轻柔，避免损伤加重。最后成功取出。

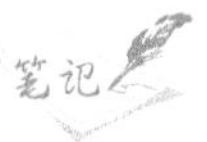

玻璃异物在患者气道内存在时间长，而且有异物移位现象（左主气管内也可见肉芽），本次咯血量大，嵌顿到右下叶背段开口，紧贴右下叶间肺动脉。操作难度大，易造成二次损伤大出血。同时，玻璃片两端锋利，经过气道和声门时容易造成二次损伤。冷冻方式对玻璃异物类效果差、易脱落，需要找到合适的角度才能用异物钳夹牢固。

病例点评

1. 长时间存在的气道内异物比较少见且不易诊断，气管镜检查是关键。

2. 对于引起出血的气道异物，检查前应做好充分准备，包括与患者及家属沟通，做好必要时紧急输血及外科手术准备。

3. 发现异物后采取最适合的取出方法，动作轻柔，有时需硬质气管镜操作。必要时行外科手术。

014 支气管结石

病历摘要

现病史：患者，女性，57 岁，主因间断咯血 10 年收入院。患者 10 年前劳累后出现咯血，为鲜红色泡沫样，量为 2 ~ 3 mL，无咳嗽、咳痰、胸闷、胸痛、发热、盗汗、头晕、心悸、乏力等不适，就诊于当地医院，完善检查（具体不详），诊断为咯血待查，对症止

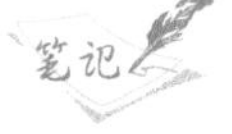

血（具体不详）治疗后好转。而后上述症状间断出现，1～2 次/年，未诊治。半个月前无明显诱因再次出现咯血，性质同前，就诊于我院，行胸部 CT 检查（图 14.1）：双肺见多发无壁透亮区，直径 < 1.0 cm，以双上叶分布为主。双上叶见直径 > 1.0 cm 的薄壁透亮区。右肺下叶基底段见实变影，其周围伴有斑点状钙化影，沿支气管远段见小结节及树芽征改变。左肺下叶见小结节，直径约 0.4 cm。右肺下叶前基底段支气管一个分支可疑管腔变窄，局部见不规则高密度影。右肺下叶前基底段实变影，局部小支气管狭窄及高密度影。现为进一步诊治收入院。患者自发病以来，神清，精神可，饮食、睡眠可，二便正常，体重较前无明显变化。

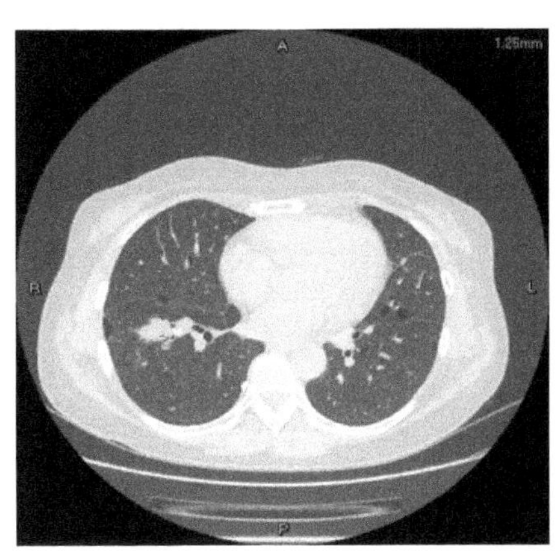

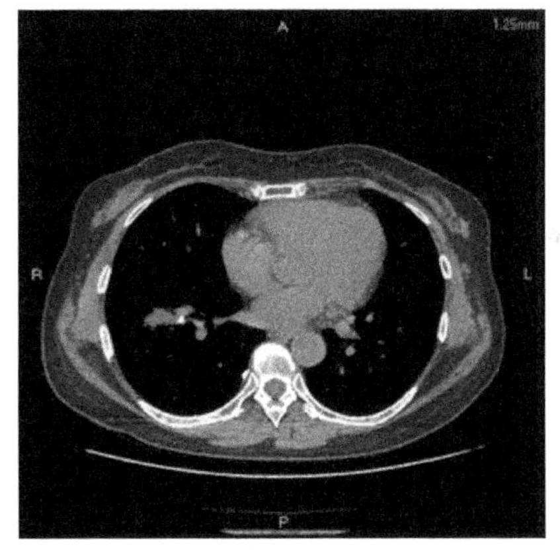

图 14.1　胸部 CT

既往史： 肺结核病史 40 年余，自诉已愈。否认高血压、心脏病病史，否认糖尿病、脑血管病、精神疾病病史。否认肝炎史、疟疾史。否认手术、外伤、输血史，磺胺过敏，否认食物过敏史，预防接种史不详。否认吸烟饮酒史。否认家族中类似病史。

查体： T 36.2 ℃，P 65 次/分，R 18 次/分，BP 120/70 mmHg。神清，精神可，自主体位。扁桃体不大。双肺呼吸音粗，未闻及干性啰音，未闻及胸膜摩擦音。心律齐，未闻及额外心音及异常心

笔记

音，未闻及心包摩擦音。腹软，无压痛、反跳痛，肝脾肋下未触及，肠鸣音 4 次/分，双下肢未见明显水肿。

诊疗过程：患者为 57 岁女性，主因咯血入院，慢性病程，既往否认慢性呼吸系统疾病，胸部 CT 提示右肺下叶基底段见实变影，右肺下叶前基底段支气管一分支可疑管腔变窄，局部见不规则高密度影。入院后急查血，血气：pH 7.364，PO_2 64.70 mmHg，PCO_2 45.30 mmHg，SO_2 93.1%，HCO_3^- 27.50 mmol/L。血常规：WBC 5.43×10^9/L，GR% 65.2%，RBC 4.77×10^{12}/L，HGB 135 g/L，PLT 175×10^9/L，CRP 3 mg/L。生化、凝血无特殊异常。考虑诊断为肺部感染，治疗上给予氨曲南抗感染，云南白药对症止血治疗。继续完善相关化验检查，血沉正常，肿瘤标志物正常，甲状腺系列 + TG + TM：ATG 167.50 U/mL，ATPO 87.40 U/mL。结核感染 T 细胞检测：淋巴细胞培养 + 干扰素测定 A 76 SCFs/10^6 PBMC，淋巴细胞培养 + 干扰素测定 B 100 SCFs/10^6 PBMC；结核分枝杆菌抗体阴性。呼吸道病原体 IgM 九联检阴性。患者咯血明显减少，结合患者病史及影像学检查，完善了支气管镜检查（图 14.2）：支气管镜经口进入，见声门活动尚好，气管通畅，黏膜完整，未见瘘口，隆嵴尚锐利；双侧支气管黏膜轻度增厚，支气管内可见黏性分泌物，左侧各叶段开口通畅，右下叶前基底段亚段可见白色异物阻塞，余右侧各叶段开口通畅；未见新生物，未见出血。

经活检钳、细胞刷结合冷冻技术，将异物破碎后逐一取出。见异物呈白色珊瑚状，质地硬。异物取出后见原支气管开口通畅，局部支气管黏膜少量出血，局部给予肾上腺素、凝血酶止血治疗。检查意见：右下叶前基底段异物（钙石可能），气管支气管炎症。异物病理镜下为变性的真菌团，倾向曲菌。故诊断为支气管结石，真菌性肺炎。加用伊曲康唑抗曲菌治疗。患者症状好转出院。

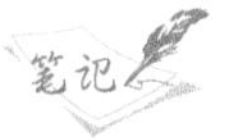

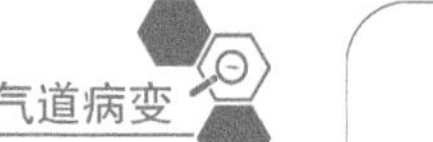

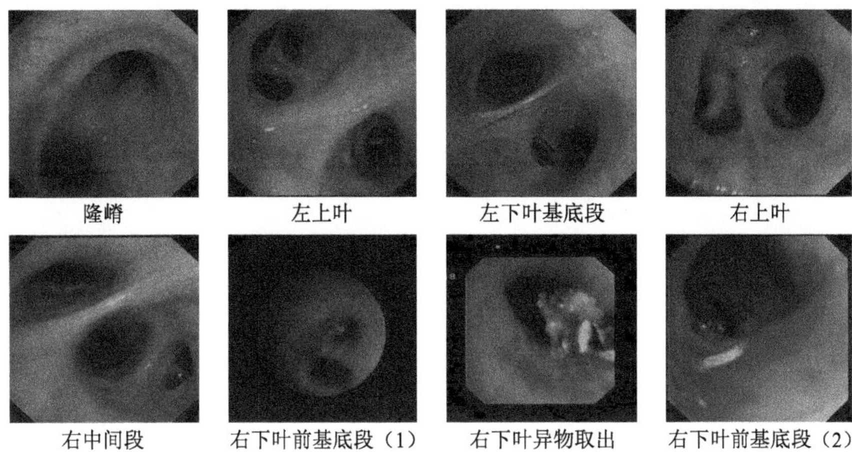

图 14.2　支气管镜下见右下叶前基底段亚段可见白色异物阻塞

诊断：支气管结石，真菌性肺炎。

病例分析

反复咯血的临床最常见原因为支气管扩张伴咯血，治疗以抗感染、止血为主。本例患者，通过 HRCT 发现右肺支气管腔内高密度结节影，性质不能明确，遂行气管镜检查，发现右下叶前基底段亚段可见白色异物阻塞并成功取出。该病例患者 40 年前诊断为肺结核，但取出结石经病理证实为变性的曲菌团，故患者支气管结石也不除外为曲菌感染继发结石可能。为避免患者出现再咯血，乃至大咯血危及生命的情况，除了进行结核菌相关检查除外结核活动外，同时还需要行抗曲霉菌治疗，并定期复查胸部 CT 来观察局部是否继发瘢痕狭窄，及远端支气管扩张及结石再发可能。

支气管结石病病因：结核、真菌和尘肺病等可导致纵隔、肺门淋巴结钙化，在呼吸动作、吞咽和大血管搏动等力量长期作用下，小部分支气管周围钙化淋巴结逐渐侵蚀、穿透支气管壁、进入支气

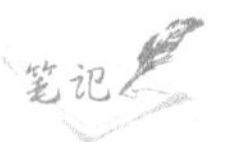

管腔，形成支气管结石，并产生相应临床症状和影像学异常表现。支气管结石可以扭曲支气管腔，刺激侵蚀支气管壁，导致慢性咳嗽、咯血、反复感染、支气管瘘等症状，部分患者还能自行咳出结石，严重的支气管结石甚至会因反复感染或大咯血危及生命。

支气管镜检查是诊断支气管结石病的重要手段。通过外科手术取石或切除病变支气管相应叶、段支气管肺组织是支气管结石病的经典治疗方法。通过支气管镜摘除支气管结石可以避免手术痛苦和风险，节约大量医疗费用，随着支气管镜治疗技术的提高和相关治疗设备的发展和治疗经验的积累，逐步获得了越来越多临床医师的认可。但盲目取石仍面临较大出血、支气管瘘等风险。

近年国内外专家初步提出经支气管镜取支气管结石原则如下：①因支气管结石导致远端肺组织严重损伤、大咯血或诊断不明需探查者选择手术治疗；支气管结石病程早期、结石未产生严重肺部并发症或患者一般情况不能耐受手术选择支气管镜下治疗。②腔内型结石选择支气管镜下取石治疗；透壁型结石如纤维支气管镜治疗失败，进一步接受硬质气管镜治疗可提高疗效。③部分透壁型结石如不易完整取出可以部分摘除腔内部分，解除阻塞症状，过于追求完整取出可能造成大出血、支气管瘘等并发症或不必要的手术治疗。④远端气道小结石如无症状又不方便取出可以暂不治疗，定期随访观察。

病例点评

1. 支气管结石病最常见的病因为结核、真菌和尘肺。

2. 支气管结石临床症状无特异性，其可以扭曲支气管腔，刺激侵蚀支气管壁，导致慢性咳嗽、咯血、反复感染、支气管瘘等症状。严重的支气管结石甚至会因反复感染或大咯血危及生命。

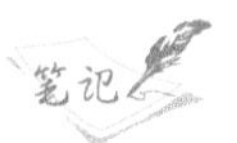

3. 支气管镜检查是诊断支气管结石的重要手段。通过支气管镜摘除支气管结石可以避免外科手术痛苦和风险，但进行支气管镜操作前需要临床医师充分评估，避免风险，并做好外科手术准备。

015 支气管淀粉样变

病历摘要

现病史：患者，男性，56 岁，主因“间断咳嗽、咳痰 10 年余，加重 3 周”收入院。患者自述 10 余年前开始无明显诱因出现间断咳嗽，伴咳痰，为白色泡沫痰及黄黏痰交替，不伴痰中带血丝、咯血，不伴发热、四肢酸痛，不伴头晕、昏厥、黑蒙等症状。患者未予以诊疗。3 周前患者咳嗽加重，伴咳痰，多为黄色黏痰，量大，易咳出。就诊于我院门诊，给予口服左氧氟沙星抗感染、盐酸氨溴索化痰等治疗，约 3 天后上述症状显著缓解。完善胸部 CT 检查（图 15.1），提示：①气管及右主支气管壁软组织影；②双肺多发斑点、斑片状钙化，异物？其他？③肺气肿、肺大泡；④右肺上叶尖段、后段支气管炎可能。为求进一步治疗及明确诊断收入我科。患者自起病来，精神、睡眠可，二便无显著变化。

既往史：高血压病史，规律用药，血压控制佳。痛风病史，偶尔发作，未服药治疗，现饮食控制。否认心脏病病史，否认糖尿病、脑血管病、精神疾病病史。否认肝炎史、结核史、疟疾史。否认手术、外伤、输血史，桃过敏，否认药物过敏史。吸烟史 10 年，

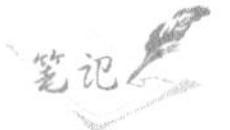

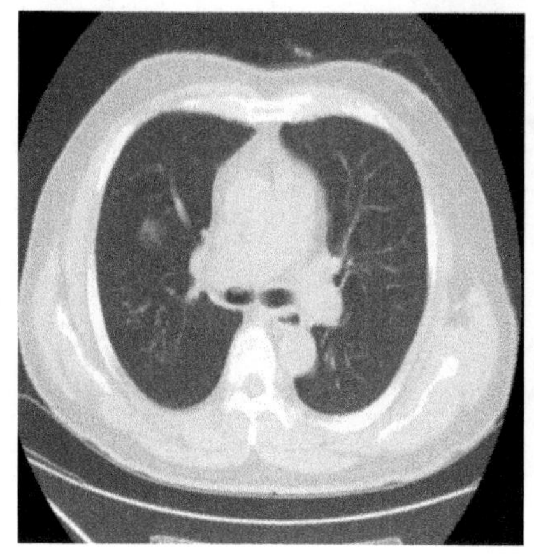
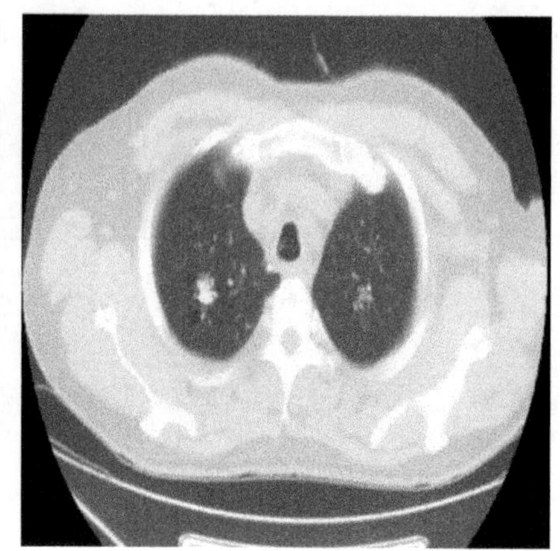

图 15.1 胸部 CT 示气管及右主支气管壁软组织影；双肺多发斑点、斑片状钙化

每天 20 支，已戒烟 5 年，否认酗酒史，否认家族类似病史。

查体： T 36.6 ℃，P 99 次/分，R 18 次/分，BP 138/94 mmHg。神清，精神可，自主体位。双肺呼吸音粗，未闻及干、湿性啰音，未闻及胸膜摩擦音。心律齐，未闻及额外心音及异常心音，未闻及心包摩擦音。腹软，无压痛、反跳痛，肝脾肋下未触及，肠鸣音 4 次/分，双下肢未见明显水肿。

诊疗经过： 入院后给予口服头孢地尼抗感染、盐酸氨溴索化痰、强力枇杷露止咳治疗。完善相关化验检查未见明显异常。血气分析（入院即刻）：pH 7.38，PCO_2 38.9 mmHg，PO_2 92 mmHg，SO_2 98.4%，HCO_3^- 23.2 mmol/L。血常规 + C 反应蛋白：WBC 5.40×10^9/L，GR% 60.0%，RBC 4.05×10^{12}/L，HGB 127 g/L，CRP < 1 mg/L。血生化：GLU 5.07 mmol/L，Cr 65.8 μmol/L，ALB 38.5 g/L，ALT 27 U/L，Na 143.2 mmol/L，K 3.57 mmol/L，降钙素原 < 0.05 g/mL。ESR 10 mm/h。涂片找结核分枝杆菌：阴性。抗结核抗体试验：阴性。肺炎支原体、肺炎衣原体、病毒七项、军团菌均阴性。肿瘤标志物：阴性。

笔记

T、B 淋巴细胞亚群：CD3% 87.00%，CD8% 60.00%，CD4/CD8 0.48，CD4% 29.00 %。血 ANA 1∶80，SSA 阳性，ANCA 阴性。

为明确患者气道内病变性质，进一步完善支气管镜检查，结果提示：声门下见气管壁多发不规则突起，声门下 4 cm 处见舌状突起，隆起尚锐利。左上叶、左舌叶、左下叶背段开口通畅，左下叶基底段开口可见不规则凸起。右主支气管见多发不规则突起，至管腔略狭窄，右下叶基底段开口见不规则突起。余右侧支气管通畅。主气管舌状突起圈套器切除，基底部创面氩气刀止血，切除肿物送病理（图 15.2）。

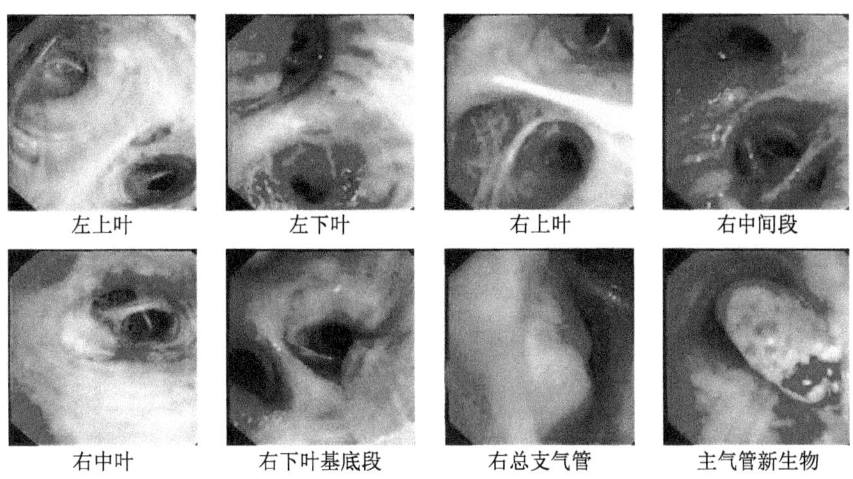

图 15.2　支气管镜检查见气管壁多发不规则突起

病理结果：（主支气管肿物）支气管上皮下见多量均匀粉染、团块状物质，不除外淀粉样变形，建议行特殊染色检查。

主支气管肿物活检病理特殊染色：刚果红阳性，符合淀粉样变性（图 15.3）。

术后第 1 天，患者体温升高，体温最高为 37.5 ℃，将口服头孢地尼升级为静脉滴注头孢他啶抗感染，静脉滴注盐酸氨溴索化痰治疗。术后 3 天体温恢复至正常，病理回报：淀粉样变性。又请口腔

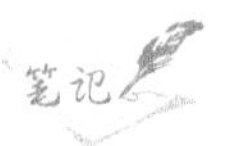

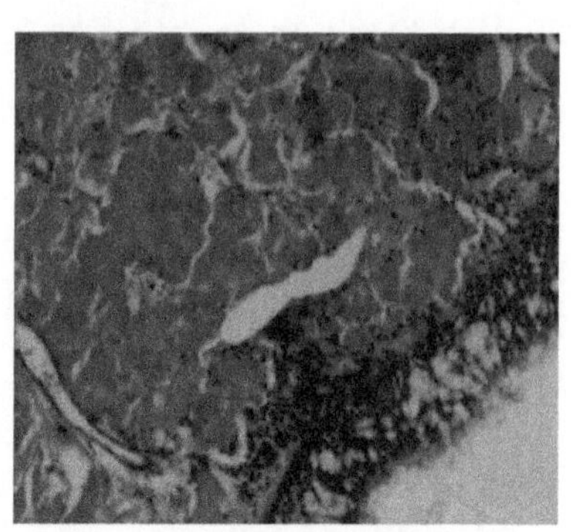

图 15.3　主支气管肿物活检病理
（×40，刚果红阳性）

科、眼科会诊明确是否并发干燥综合征，口腔科会诊行唇腺活检术。考虑诊断为干燥综合征。术后 1 周患者症状好转，出院后风湿科、呼吸科门诊随诊。

诊断：支气管淀粉样变性，干燥综合征，肺气肿，肺大疱。

术后 1 年，复查胸部 CT（图 15.4）：气管及右主支气管壁多发病变，主气管内较大息肉状病变消失，余未见明显病变。双肺多发钙化及空腔性病变，右肺中叶病变，较前无明显变化；考虑良性病变可能。

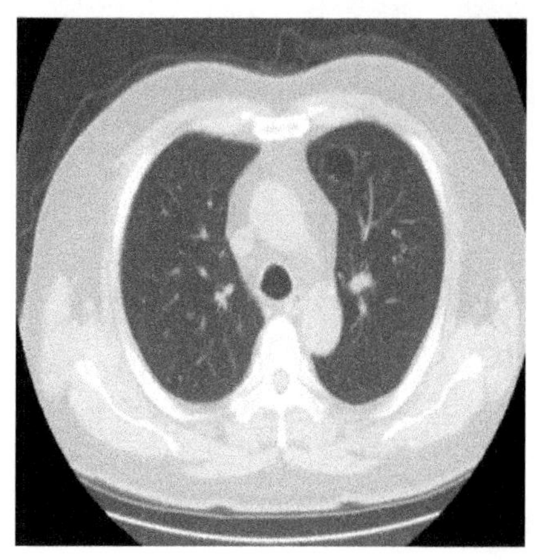

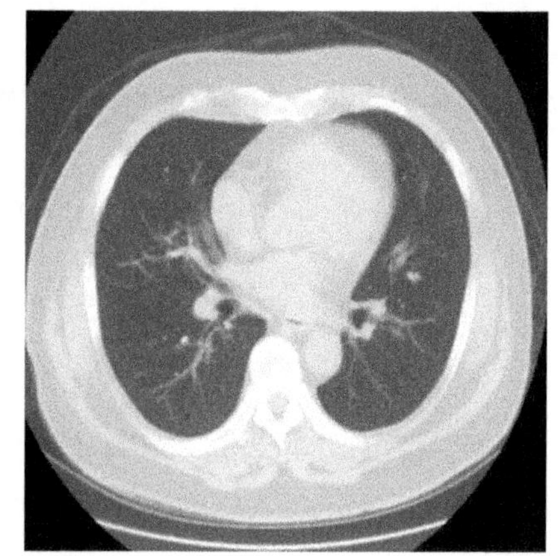

图 15.4　胸部 CT（术后 1 年）

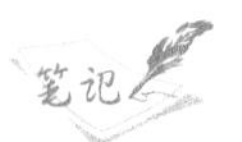

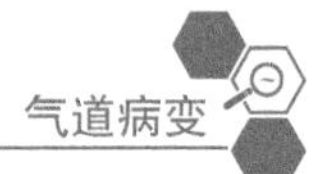

病例分析

患者为56岁男性，慢性病程，急性加重。胸部CT提示支气管壁软组织影，气管镜下切除支气管壁肿物，病理确诊为淀粉样变性。

淀粉样变性是指由各种蛋白质的低分子量亚单位组成的原纤维在细胞外组织发生沉积，这些蛋白质大多作为血浆成分进行循环。这些沉积物可能会导致许多不同的临床表现，取决于沉积物的类型、沉积部位和沉积量。

淀粉样变性的两种主要形式为AL型（原发性）和AA型（继发性）。在发达国家，AL型淀粉样变性是最常见的类型，其是由来源于免疫球蛋白轻链片段的蛋白发生沉积而引起的，是一种浆细胞病，在约80%的患者的血清中和（或）尿液单克隆轻链中能够检测到单克隆免疫球蛋白。淀粉样变性的肺部表现包括气管支气管浸润、持续存在的胸腔积液和肺实质结节（淀粉样瘤），罕见情况下可包括肺高压。气管支气管浸润可引起声音嘶哑、喘鸣、气道梗阻和吞咽困难；气道异常可能需要进行支气管镜或手术切除术。AL型淀粉样变性中肺部受淀粉样蛋白所累是特别重要的，可为系统性或局限性，与干燥综合征及局限性气管支气管淀粉样变性相关联；在家族性淀粉样变多发性神经病（familial amyloid polyneuropathy，FAP）或SSA患者中，由野生型或突变蛋白引起的ATTR型淀粉样蛋白也可能在肺泡沉积。病史和临床表现（如多发性骨髓瘤患者或长期活动性类风湿关节炎患者具有肾病综合征）会提示淀粉样变性的存在，但只有通过组织活检才能确诊淀粉样变性。

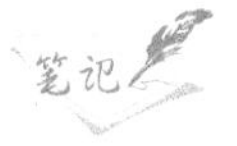

病例点评

气管支气管淀粉样变的临床表现主要为呼吸系统症状，缺乏特异性，易误诊。胸部 CT 能起到一定的筛查作用，纤维支气管镜检查是诊断该病的主要手段，确诊要依靠病理。注意与中央型肺癌、支气管内膜结核鉴别。临床主要根据具体病变部位及程度选择合适的手术、药物、介入等治疗。

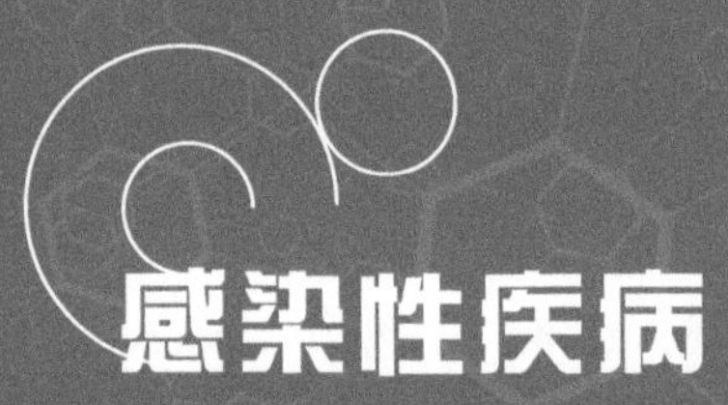

感染性疾病

016 真菌性肺炎

病历摘要

现病史：患者，女性，36 岁，主因“间断发热伴咳嗽、咳痰 2 周”收入院。患者 2 周前外出旅游接触上呼吸道感染患者后出现发热，体温最高达 38.9 ℃，伴咳嗽、咳痰，为黄黏痰，伴喘憋、乏力，偶有大汗，伴畏寒，无寒战，无咽喉痛，伴声音嘶哑，无咯血，伴心悸，无胸痛、胸闷，无尿频、尿急、尿痛。就诊于当地诊所，先后给予头孢呋辛、左氧氟沙星抗感染治疗后，症状无明显缓

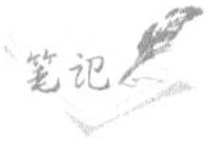

解。4 天前仍发热，体温最高达 38 ℃，自觉咳嗽较前增多，伴咳黄黏痰，不易咳出，感喘憋、乏力，伴声音嘶哑，伴畏寒，无寒战，无咯血、胸痛，无胸闷、心悸，无尿频、尿急、尿痛，遂就诊于当地某医院，查血常规：WBC 17.3 × 10^9/L，GR 78.4% 。CRP 177 mg/L。血生化：ALT 45.3 U/L，AST 60.9 U/L。肺炎支原体抗体：阳性。外院胸部 CT：双肺多发炎性病变可能。为进一步诊治，就诊于我院急诊，给予哌拉西林他唑巴坦钠、左氧氟沙星抗感染治疗，患者诉症状未见明显好转，现为进一步治疗收入院。患者自发病以来，神清，精神欠佳，二便如常，近期体重无明显变化。

既往史：否认高血压、心脏病病史，否认慢性呼吸系统疾病病史，否认糖尿病、脑血管病、精神疾病病史。否认肝炎史、结核史、疟疾史。否认外伤、手术、输血史，否认食物、药物过敏史，预防接种史不详。否认吸烟、饮酒史，否认家族类似病史。

体格检查：T 36.5 ℃，R 18 次/分，P 76 次/分，BP 110/70 mmHg。神清，精神可，皮肤黏膜未见异常。全身浅表淋巴结未触及肿大。口唇无血痂，无牙龈渗血，无肿胀、溢脓，未见口腔溃疡。咽略红，双侧扁桃体无肿大。胸廓未见明显畸形，呼吸运动双侧对称，双肺叩诊呈清音，肺下界正常；双肺呼吸音粗，未闻及干、湿性啰音，未闻及胸膜摩擦音。心律齐，各瓣膜听诊区未闻及病理性杂音及心包摩擦音。腹部平坦，未见腹壁静脉曲张及胃肠型、蠕动波，全腹无压痛、反跳痛及肌紧张，肠鸣音 4 次/分，移动性浊音阴性。双下肢无水肿。

诊疗经过：患者为 36 岁女性，主因发热、咳嗽、咳痰收入院，患者外出旅游接触上呼吸道感染人群后出现呼吸道症状，既往体健，胸部 CT 提示多发实变影，初步考虑为肺部感染性疾病，给予头孢他啶 2 g bid 静脉滴注抗感染、盐酸氨溴索化痰治疗，同时完善

检查，血气分析（入院即刻）：pH 7.45，PCO_2 34.8 mmHg，PO_2 71.6 mmHg，SO_2 96.3%，HCO_3^- 23.7 mmol/L，SBE −0.3 mmol/L。血常规：WBC 9.3×10^9/L，GR% 77.5%，HGB 115 g/L，PLT 402×10^9/L。CRP 81 mg/L。生化：GLU 7.97 mmol/L，Cr 41.7 μmol/L，BUN 2.88 mmol/L，ALB 29 g/L，CHOL 3.72 mmol/L，HDL－C 0.59 mmol/L，LDL－C 2.25 mmol/L，TG 1.57 mmol/L，ALT 21 U/L，ESR 107 mm/h。涂片找结核分枝杆菌：阴性。抗结核抗体试验：弱阳性。肺炎支原体抗体检测：1：160 阳性。病毒七项、军团菌阴性。甲状腺功能系列、肿瘤标志物正常。痰找结核菌：阴性。痰真菌培养：少量丝状真菌。

肺炎支原体抗体回报阳性，遂将抗生素调整为莫西沙星 0.4 g 静脉滴注抗感染治疗共 1 周，咳嗽未减轻，体温略下降，仍 37.5～38.0 ℃。查血常规中性粒细胞百分比仍然偏高。复查胸部 CT（图 16.1）：支气管血管束模糊，并可见沿支气管血管束分布为主的多发斑片状实变及小叶中心结节，边缘模糊，部分见树芽征改变。主气管、双肺支气管及其分支管腔通畅。双侧肺门及纵隔内未见明显增大的淋巴结。影像诊断：双肺多发沿支气管播散性炎症，不除外肺结核。

为明确诊断，完善支气管镜检查（图 16.2）：支气管镜经口进入，见声门活动尚好，气管通畅，黏膜完整，未见瘘口，隆嵴略变钝，主气管膜部黏膜见肉芽肿样增生。双侧支气管黏膜充血增厚，支气管内可见大量黏性分泌物，气管隆嵴旁及主支气管分叉处可见结节样凸起，左上叶后段支气管开口痰液阻塞，余左侧各叶段支气管开口未见明显异常；右侧各叶段支气管开口通畅，未见明显异常；未见出血。右下叶背段灌入生理盐水 120 mL，回收浑浊液体约为 60 mL，分送细胞计数及分类、细胞学、找结核菌、细菌培养等

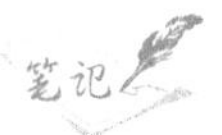

检查。右下叶基底段远端刷检，气管隆嵴旁及主支气管分叉处结节样凸起活检。

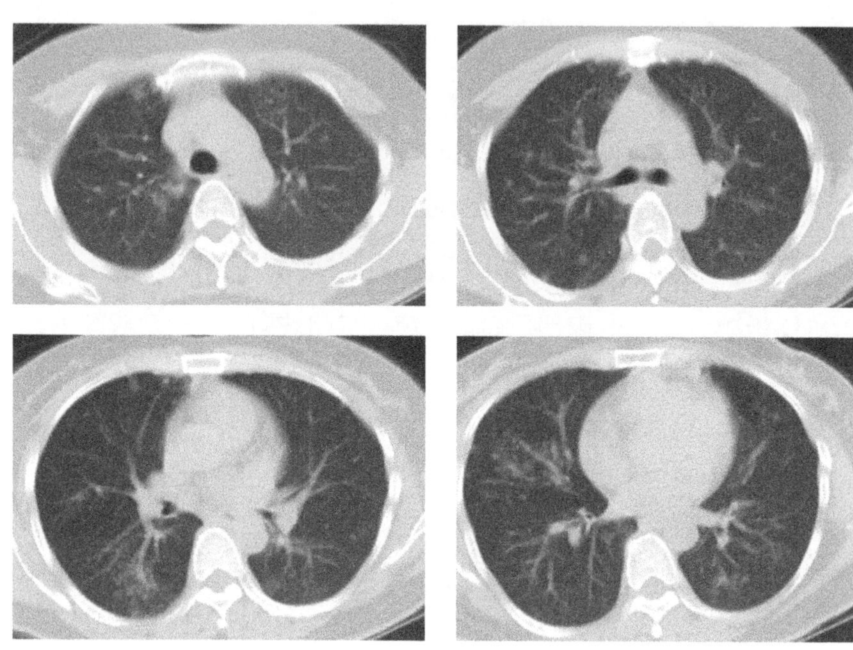

图 16.1　胸部 CT

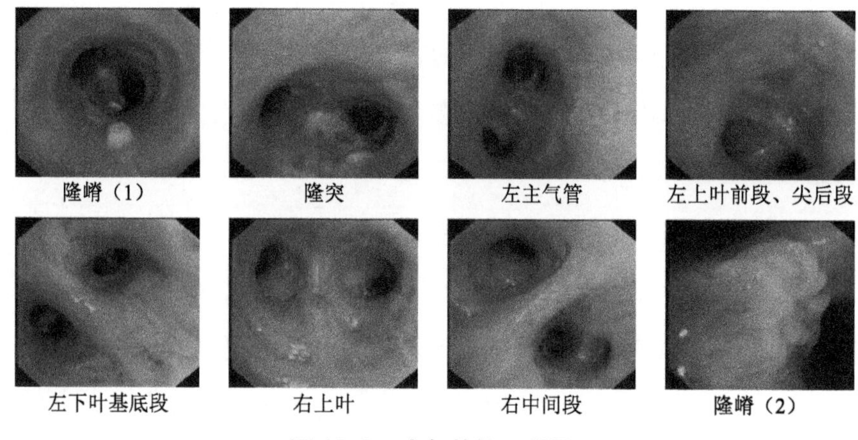

图 16.2　支气管镜下所见

支气管镜病理结果：（气管镜刷检涂片）可见增生的呼吸性上皮细胞、淋巴细胞及中性粒细胞，可见真菌菌丝及孢子，未见肿瘤细胞。病理（支气管活检）送检组织数小块（直径共 0.3 cm），镜

笔记

下为被覆复层鳞状上皮之黏膜组织呈活动性慢性炎，并见少量炎性渗出物，其内可见真菌菌丝（图 16.3）。

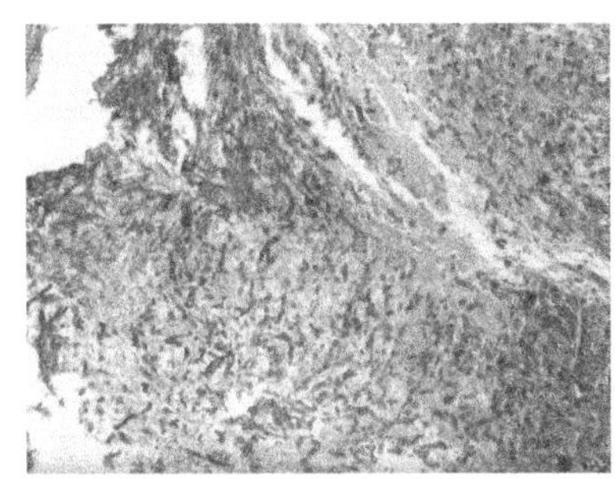

图 16.3　支气管黏膜活检病理（×10，HE 染色）

考虑真菌性肺炎诊断明确，先后给予氟康唑、伊曲康唑抗真菌感染。2 个月后复查胸部 CT（图 16.4）较前明显好转。

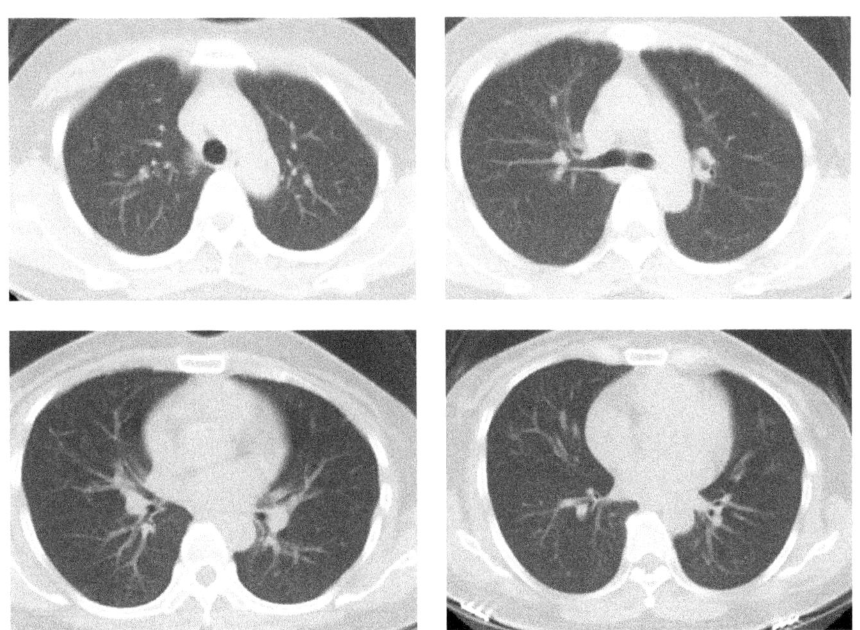

图 16.4　胸部 CT（2 个月后）

诊断：真菌肺炎，肺炎支原体肺炎。

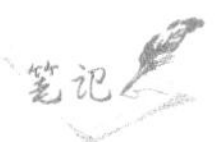

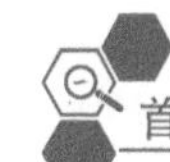

病例分析

该患者为36岁女性，既往体健，咳嗽、发热2周，急性病程，抗感染治疗效果不佳，支气管镜检查镜下见支气管内大量黏性分泌物及结节样凸起，病理结果回报可见真菌菌丝，痰真菌培养可见少量丝状真菌，真菌性肺炎诊断明确，先后给予氟康唑、伊曲康唑抗真菌治疗，症状好转，肺部病变吸收。

肺部真菌感染常见于免疫功能低下者，而该患者为36岁女性，既往体健，患者胸部CT提示树芽征改变，易误认为肺结核，后追问病史有在潮湿房间居住史，有吸入霉菌的可能性，一般抗炎治疗无效，气管镜病理诊断明确为真菌感染，给予抗真菌治疗后胸部病变明显吸收。吸入的真菌分生孢子会被呼吸道上皮细胞和肺泡巨噬细胞等常驻吞噬细胞（固有防御）所吞噬。分生孢子萌发为菌丝形态后，巨噬细胞识别出其暴露的关键细胞壁成分（如β-*D*-葡聚糖），然后分泌炎症介质。这些介质导致中性粒细胞募集及细胞免疫激活。其临床症状和体征无明显特异性，可表现为许多体征和症状，如发热、胸痛、呼吸急促、咳嗽和（或）咯血。然而，对于有该病危险因素的患者，没有症状也不应排除考虑该诊断，因为中性粒细胞减少的患者常常出现发热而无局部肺部症状。其影像学表现可为单个或多个结节（伴或不伴空洞、斑片状或节段性实变），或者支气管周围浸润（伴或不伴树芽征）。在中性粒细胞减少的患者中，初始表现通常包括周围毛玻璃浸润围绕的结节（晕轮征），即使在适当治疗期间，这些结节也通常扩大，最后可能形成空洞，产生空气新月征。明确诊断需要病原学培养出真菌，或无菌组织活检明确诊断。

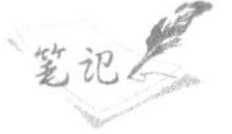

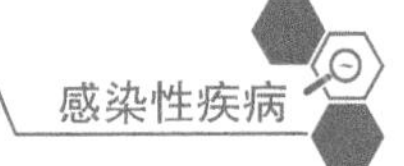

病例点评

1. 通常情况下肺部真菌感染常见于免疫功能低下有基础病的患者，但不要忽略少数健康人吸入大量真菌也可以患真菌肺炎，询问病史尤为重要。

2. 真菌为机会致病菌，容易污染标本，下呼吸道无菌组织活检有真菌菌丝孢子可以明确诊断。

3. 真菌性肺炎一经确诊即应行抗真菌药治疗，可根据真菌培养结果选择敏感抗真菌药物，同时加强针对基础疾病和危险因素的治疗，提高机体抵抗力。

017 肺隐球菌病

病历摘要

现病史：患者，女性，74 岁，主因“咳嗽伴背部疼痛 2 个月”入院。患者 2 个月前出现咳嗽，无痰，伴后背部疼痛，右侧为著，无胸痛，无发热、盗汗，无咯血，于当地社区医院行胸部 X 线片检查提示肺炎，给予抗感染治疗，症状未见缓解。遂就诊于我科，完善胸部 CT 提示双肺散在斑片，结节、索条及片状实变影，故为进一步诊治收入我科。患者自起病以来，精神尚可，体力尚可，食欲、睡眠尚可，大小便如常，体重未见明显改变。

既往史：高血压病史，类风湿关节炎、干燥综合征 1 年。否认

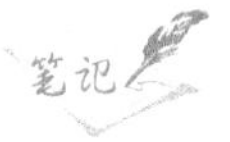

心脏病病史，否认糖尿病、脑血管病、精神疾病病史。否认肝炎、结核、疟疾史。否认手术、外伤、输血史，否认食物、药物过敏史，预防接种史不详。否认烟酒嗜好，否认家族类似病史及遗传病史。

查体： T 36.3 ℃，R 17 次/分，P 76 次/分，BP 140/70 mmHg。神清，精神可，结膜苍白，巩膜无黄染，全身皮肤黏膜无瘀斑、黄染，无肝掌及蜘蛛痣。全身浅表淋巴结未触及肿大。口唇无血痂，无牙龈渗血，无肿胀、溢脓，未见口腔溃疡。咽无红肿，双侧扁桃体无肿大。胸廓对称无压痛，双肺触觉语颤正常且对称，双肺叩诊呈清音，双肺呼吸音粗，未闻及干、湿性啰音，未闻及胸膜摩擦音。心律齐，各瓣膜听诊区未闻及病理性杂音及心包摩擦音。腹部平坦，未见腹壁静脉曲张及胃肠型、蠕动波，全腹无压痛，无反跳痛及肌紧张，麦氏点无压痛，肝脾肋下未触及，肝脾区无叩痛，移动性浊音阴性，肠鸣音 3 次/分。双下肢无水肿。

诊疗经过： 患者为 74 岁女性，主因咳嗽、背痛收入院，既往有风湿免疫疾病，外院胸部 X 线片提示肺部感染，给予头孢唑肟钠抗感染治疗效果不佳。

入院后完善相关检查。

实验室检查： 血常规：WBC 6.5×10^{9}/L，GR% 79.3%，RBC 2.88×10^{12}/L，HGB 88 g/L，CRP 21 mg/L，ESR 45 mm/h。血气分析未见异常。细菌学方面：痰涂片见到革兰阴性杆菌及革兰阳性球菌，可见白细胞内吞噬革兰阳性球菌。真菌检查：G 试验正常，GM 试验 0.775（增高）。痰找真菌（多次）未见真菌。结核方面：PPD 试验阴性。多次痰找结核菌均未见结核杆菌，结核感染 T 阴性，抗结核抗体阳性。免疫相关指标：抗 SSA 抗体 +52。ANA、

笔记

ANCA、免疫球蛋白+补体、淋巴细胞亚群、抗链“O”及类风湿因子均正常。肿瘤标志物：CYF211 4.35 ng/mL，CA125、CA19-9、CEA、NSE未见异常。

胸部CT（图17.1）：双肺野散在斑片，结节索条及片状实变影，并可见少许钙化灶，双侧胸膜局部增厚，两侧肺门区及纵隔内未见异常增大的淋巴结。诊断：双肺炎症可能。

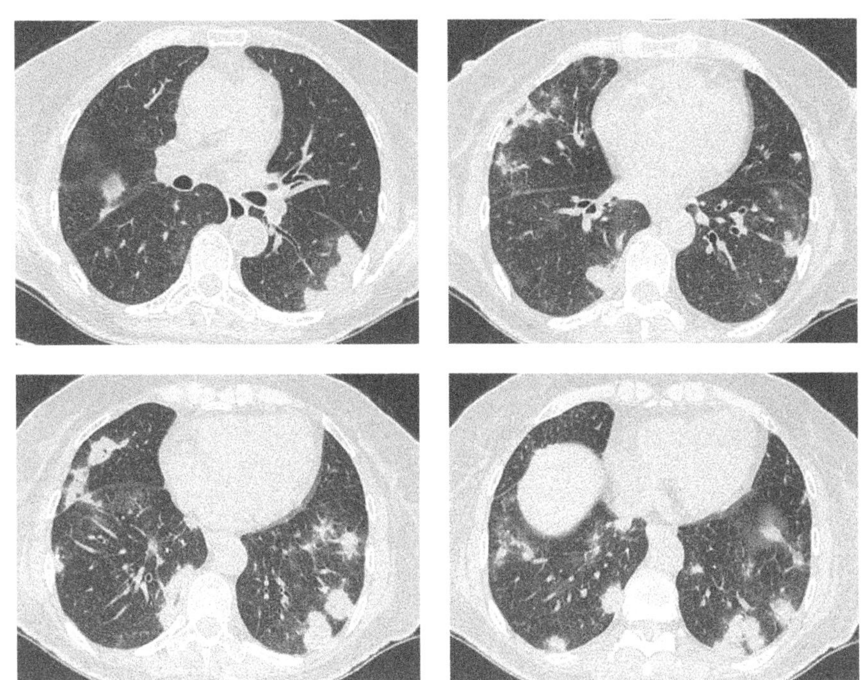

图17.1 胸部CT

入院后考虑患者肺部感染性病变诊断明确，先后给予拉氧头孢2 g bid静脉滴注、莫西沙星0.4 g qd静脉滴注抗感染治疗，同时给予盐酸氨溴索化痰、磷酸可待因溶液及强力枇杷露止咳治疗，口服萘丁美酮胶囊、来氟米特、葡醛内酯片、独一味胶囊、尪痹片治疗类风湿关节炎，以及干燥综合征相关治疗，但患者咳嗽症状无减轻。

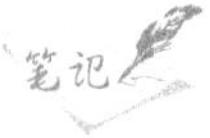

治疗两周后复查胸部CT（图17.2）：双肺野散在斑片，结节

索条及片状实变，病灶有强化，并可见少许钙化灶，双侧胸膜局部增厚。诊断：双肺病变，右上叶及左下叶基底段病变增多，炎症性病变可能。

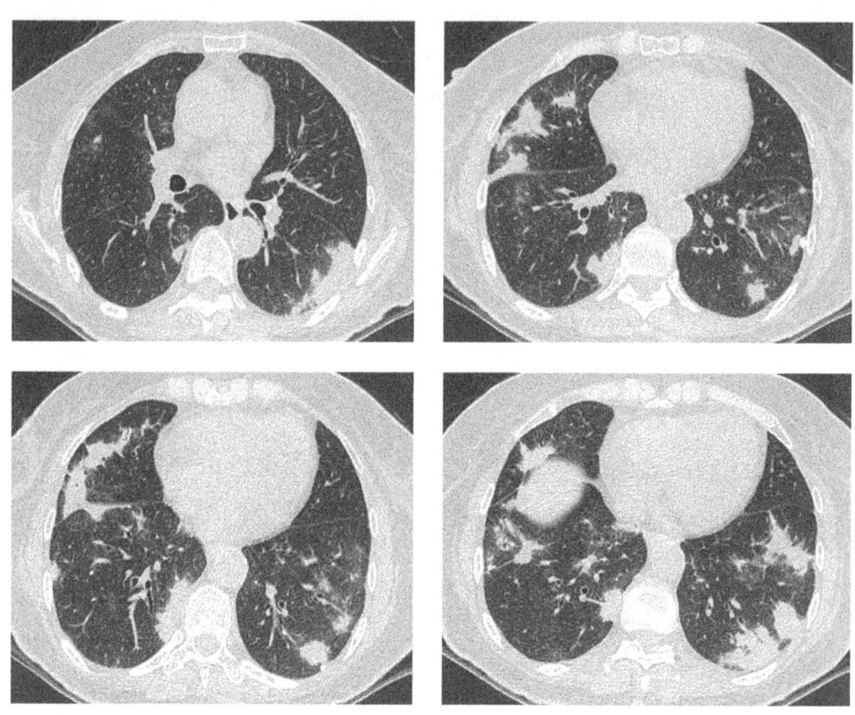

图 17.2　胸部 CT（治疗两周后）

考虑患者肺部病变无明显好转，进一步完善支气管镜检查。镜下见（图 17.3）：左右各叶段支气管黏膜轻度增厚，较多黏性分泌物，右上叶及右中叶开口处黏膜可见污苔样炭末沉着。余未见明显异常。右中叶外侧段给予生理盐水 90 mL，回收 53 mL 浑浊液体，分送细胞学、PCR 法找结核菌、细菌培养、霉菌培养、细胞分类检查。右中叶外侧段 TBLB，远端刷检。

患者入院后复查胸部 CT 提示双肺多发实变结节样，血沉增高，病原学 GM 试验阳性，支气管镜各项检查回报无明显特异性，且经验性抗感染治疗效果不佳，向患者及家属详细交代病情，患者及家

笔记

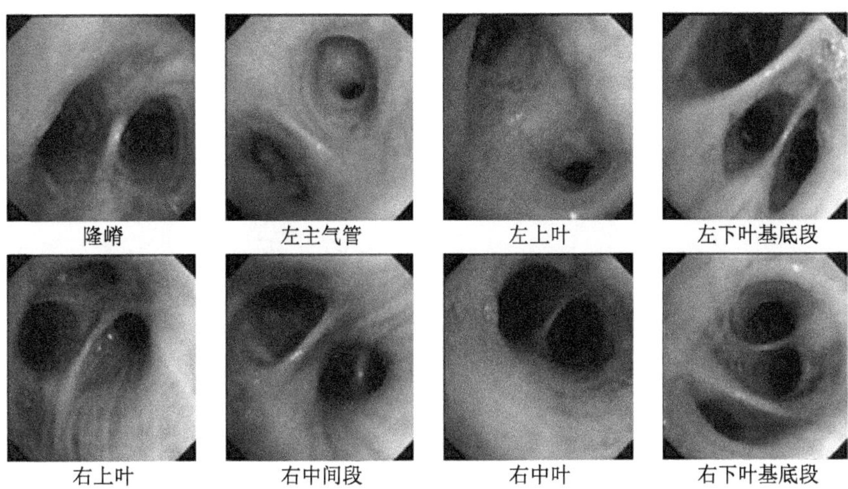

图 17.3　支气管镜下所见

属同意进一步行经皮肺穿刺明确诊断。经皮肺穿刺活检病理（图 17.4）：镜下肺组织结构破坏，代之为肉芽肿性炎，其内见圆形似有荚膜结构，特殊染色：PAS 阳性，六胺银阳性，黏液卡红阴性，提示为真菌感染，考虑为新型隐球菌。

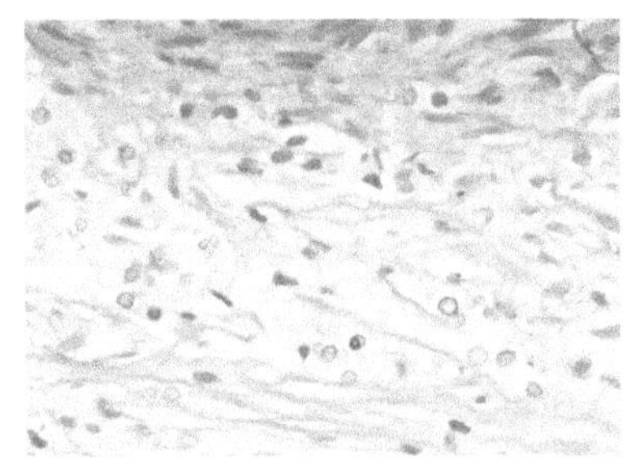

图 17.4　经皮肺穿刺活检病理
（×40，六胺银染色阳性）

考虑患者肺隐球菌病诊断明确，给予氟康唑 200 mg 9 d 静脉滴注 12 天，患者自觉咳嗽、背痛症状较前好转出院，继续口服氟康唑 200 mg 9 天治疗。治疗 1 个月后复查胸部 CT（图 17.5）：双肺病变较前减少。

确定诊断： 肺隐球菌病，类风湿关节炎，干燥综合征。

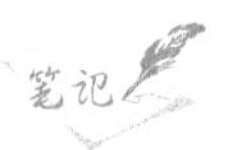

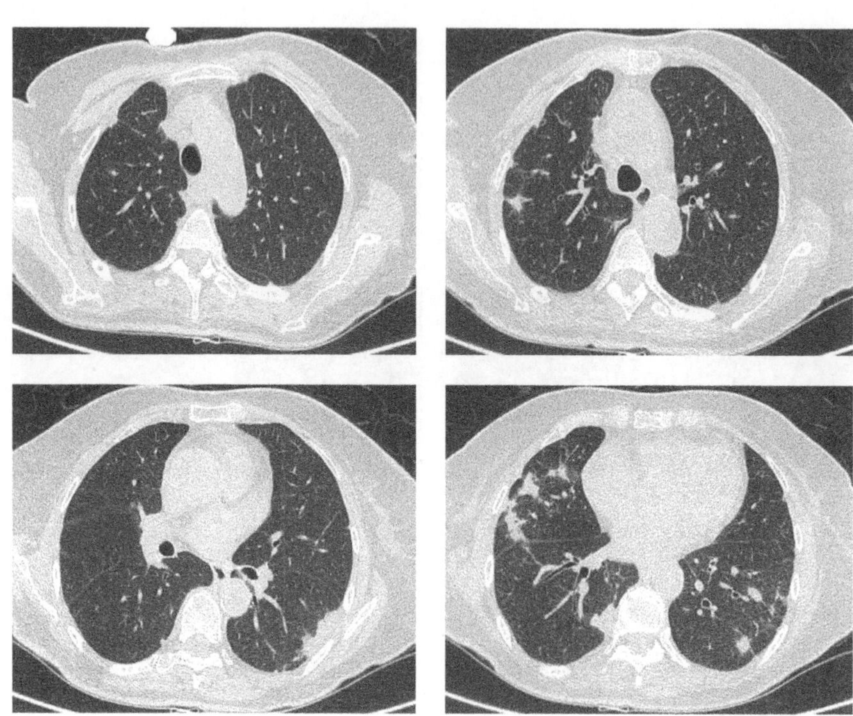

图 17.5 胸部 CT（治疗 1 个月后）

病例分析

患者为 74 岁女性，既往有风湿免疫疾病病史，长期服用免疫抑制药物治疗，此次主因呼吸道感染症状就诊于外院，给予抗感染治疗效果不佳，完善胸部 CT 提示双肺散在分布实变结节影，胸膜下为著。入院后化验检查提示真菌感染可能，完善支气管镜检查，相关检查结果无明显特异性，进一步建议患者完善经皮肺活检穿刺术，患者及家属表示拒绝进一步有创检查，经各级医师耐心细致地解释和说明，患者最终同意完善经皮肺活检，术后病理提示新型隐球菌感染。给予抗真菌药物治疗后症状及肺部影像学好转。

隐球菌病（cryptococcosis）为新型隐球菌感染引起的亚急性或慢性内脏真菌病。主要侵犯肺和中枢神经系统，但也可以侵犯骨

笔记

骼、皮肤、黏膜和其他脏器。隐球菌属于机会致病菌，常发生于免疫抑制患者，但在没有基础疾病的正常人群也可能发生播散型感染。其临床表现无特异性，起病隐匿，一般起病初期表现以上呼吸道感染症状为主，多有咳嗽、咳痰、胸闷、胸部隐痛，常伴有低热、乏力、体重下降。肺部体征较少，也可伴有少许湿性啰音。若患者免疫功能重度受损，则会进行性发展为急性呼吸窘迫综合征（acute respiratory distress syndrome，ARDS）。其影像学表现上形式也很多样，与病程和机体免疫状态有关，常见表现：①孤立结节或肿块型，主要分布在肺外带或者胸膜下，呈宽基底向外紧贴胸膜，可出现厚壁空洞、支气管充气征、晕征；②多发结节或肿块型，多呈聚集分布，边缘不平滑，部分内有小厚壁空洞；③实变型，多呈楔形实变，外缘轻度膨隆，密度不均，并可见支气管充气征；④弥漫混合型，斑片影和结节肿块影混合病灶，病变多分布于肺外带，呈聚集分布，病变内多见支气管充气征，部分病灶呈宽基底向外紧贴胸膜，邻近或累及胸膜，增强可见轻到中度强化，伴随晕征、近端支气管充气征。若患者痰涂片或痰培养找到隐球菌及乳胶凝集试验阳性可提示该病，病理学检查仍为肺隐球菌病诊断的金标准。组织病理学检查中常用的染色方法包括 HE 染色、六胺银染色、PAS 染色等。根据美国传染病学会（IDSA）指南：对于免疫功能正常的患者，若无明显临床表现，需要严密观察或者采用氟康唑治疗，200 ~400 mg/d，疗程为 3 ~6 个月；而对于有轻到中度症状的免疫功能正常患者，或者轻到中度症状的无肺部弥漫性浸润而无其他系统受累的非严重免疫抑制患者，疗程建议为 6 ~12 个月。对于存在免疫抑制（如获得性免疫缺陷综合征患者、长期使用免疫抑制剂患者）伴弥漫性感染或者严重的患者，则建议遵循神经系统隐球菌病治疗原则，早期联合使用两性霉素 B 0.5 ~1.0 mg/(kg · d) 和氟胞

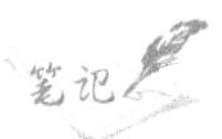

嘧啶 100 mg/(kg·d) 治疗至少 2 周后，再使用氟康唑（400 mg/d）序贯治疗 8～10 周。

该例患者存在风湿免疫疾病，服用免疫抑制药物，但患者免疫功能大致在正常范围内，肺部活检病理诊断明确，根据指南给予氟康唑 200 mg/d 治疗 1 个月后，胸部 CT 病变较前明显吸收，嘱患者继续口服药物治疗，并定期复查胸部 CT。

病例点评

1. 肺隐球菌病，是一种机会致病的肺部真菌病，发病率低。该疾病起病隐匿，缺乏特异的临床表现和影像学特性。

2. 患者临床症状与影像学不相符，症状轻，影像重。

3. 患者肺部结节斑片影、抗炎治疗效果不佳时，若排除肿瘤结核后，需警惕肺隐球菌病，应仔细询问病史，明确自身免疫功能水平，并积极行相关血清学及组织病理学检查以明确诊断。

4. 对于确诊的病例应给予充分剂量和足够疗程，这对提高治愈率、降低复发率极为重要。

018 变应性支气管肺曲霉菌病

病历摘要

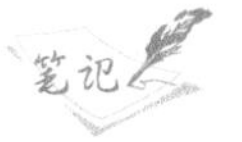

现病史：患者，女性，43 岁，主因“间断咳嗽、咳痰、喘息 4 年，加重 2 个月”收入院。患者 4 年前无明显诱因出现咳嗽，咳

白痰，量少，伴喘息，未予诊治。2 年前就诊于当地医院考虑“肺结核”，规律抗结核治疗近两年，由于对多种抗结核药物过敏，故症状未缓解。2 个月前咳嗽、咳痰加重，复查胸部 CT（图 18.1）示两肺多发磨玻璃密度影、实变影，以两肺中上叶为著，病灶沿支气管血管束走行，两侧肺门区及纵隔内可见多发增大的淋巴结，最大者约为 1.0 cm。为进一步诊治入我科。

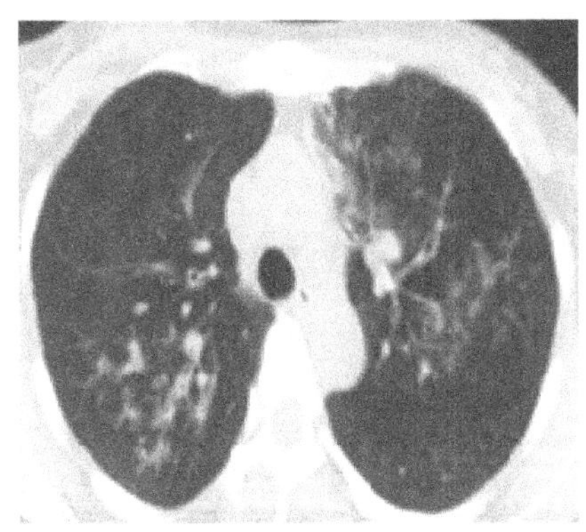
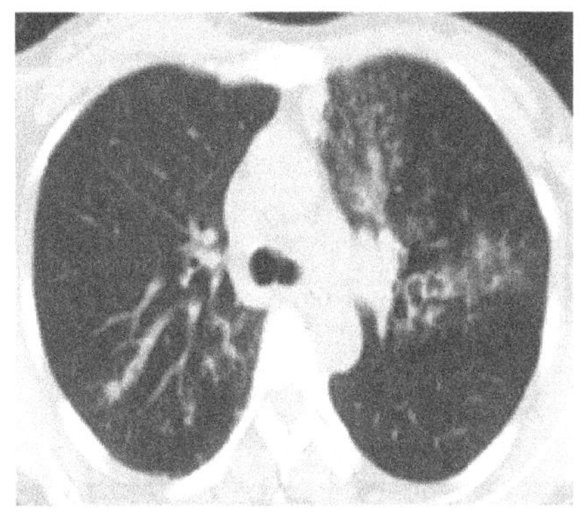

图 18.1　胸部 CT

既往史：甲状腺功能亢进，^{131}I 治疗后出现甲状腺功能减退。子宫肌瘤。否认高血压、心脏病病史，否认糖尿病、脑血管病、精神疾病病史。否认肝炎史、结核史、疟疾史。否认手术、外伤、输血史。药物过敏史：链霉素、吡嗪酰胺。否认吸烟、酗酒史。否认家族类似病史。过敏性鼻炎 20 年，支气管哮喘?

入院查体：T 36.5 ℃，R 18 次/分，P 74 次/分，BP 105/65 mmHg。神清，精神可，结膜无充血、苍白，巩膜无黄染。四肢皮肤未见皮疹、皮下结节，无肝掌、蜘蛛痣。全身浅表淋巴结未触及肿大。气管居中，甲状腺未触及。胸廓对称，无畸形，乳房发育正常、无肿块。双侧呼吸运动对称，肋间隙无增宽或变窄。双侧触觉语颤对称，无胸膜摩擦感。双肺叩诊呈清音，双肺呼吸音粗，未闻及干、湿性啰音，未闻及胸膜摩擦音。心律齐，各瓣膜听诊区未闻

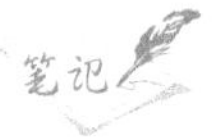

及病理性杂音及心包摩擦音。腹部平坦，未见腹壁静脉曲张及胃肠型、蠕动波，全腹无压痛，无反跳痛及肌紧张，麦氏点无压痛，Murphy's 征阴性，肝脾未触及，肝脾区无叩痛，移动性浊音阴性，肾脏未触及，肾区及输尿管点无压痛。肠鸣音正常。双下肢无水肿。

患者此次主因间断咳嗽、咳痰入院，既往当地医院诊断为肺结核，因多种抗结核药物过敏未能规范治疗，患者仍间断咳嗽，故入院诊断为肺部阴影待查，炎症？入院给予左氧氟沙星 0.5 g qd 抗感染，对症止咳治疗。

入院后完善相关检查

实验室检查：血常规：WBC 3.60 × 10^9/L，GR% 43.4%，LY% 37.9%，EO% 16.2%，HGB 127 g/L，PLT 125 × 10^9/L。血气分析：pH 7.448，PCO_2 32.40 mmHg，PO_2 95.70 mmHg，SO_2 97.50%。ESR 17 mm/h。病原学检查：甲型流感病毒抗原、抗结核抗体、肺炎支原体抗体、呼吸道病原 IgM 九联检、病毒九项均阴性。痰涂片：见到革兰阳性球菌、阴性杆菌和阳性杆菌。痰找真菌、痰找结核：阴性。G 试验、GM 试验：阴性。抗结核抗体、结核感染 T 淋巴细胞阴性。风湿免疫检查：ANA、ENA、ANCA、免疫球蛋白 + 补体均阴性。肿瘤标志物均阴性。

肺功能检查：阻塞性通气障碍（FEV_1/FVC 55.86%，FEV_1 66.01%），总弥散量降低（TLco 75.8%），肺泡弥散量正常（Kco 92.6%），残总比增高（RV/TLC 45.20%），气道可逆试验阳性（FEV_1/FVC 64.88%，FEV_1% Pred 74.3%）。

气管镜检查：气管通畅，黏膜完整，右侧各支气管黏膜充血，各开口通畅，左支气管黏膜充血水肿，左上叶尖后段黏膜结节样不平，嵴部变钝，可见大量黏痰不易吸除，左上叶舌段支气管开口狭

笔记

窄，气管镜不能通过，左下叶各支气管开口通畅，余未见明显异常，未见新生物，未见出血（图 18.2）。左上叶尖后段灌入生理盐水 150 mL，回收浑浊液体约 30 mL，分送细胞学、找结核菌、细菌培养等检查。左上叶尖后段远端刷检，近端黏膜活检。

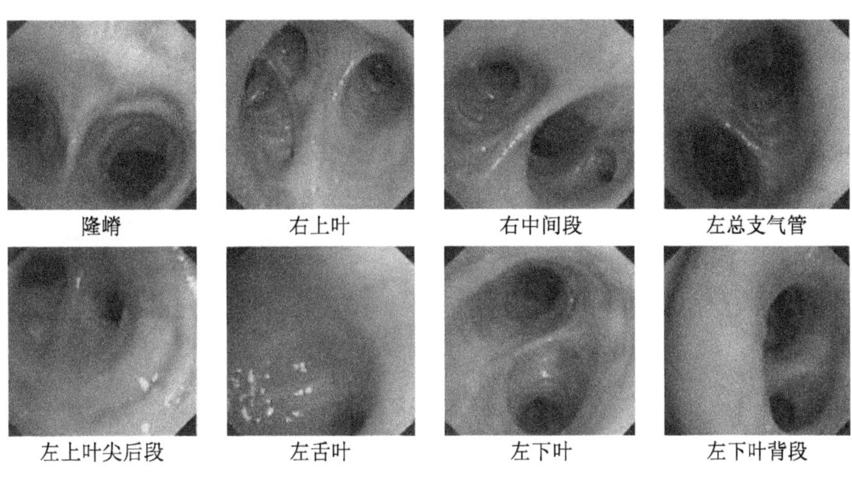

图 18.2　气管镜下所见

支气管肺泡灌洗液病原学检查：阴性。支气管肺泡灌洗液细胞分类：上皮细胞 20%，巨噬细胞 30%，嗜酸性粒细胞 20%，中性粒细胞 10%，CD4/CD8 0.87。

上述检查无明显阳性所见，抗感染治疗后症状不缓解，全科讨论，仔细阅读胸部 CT 发现存在中心性支气管扩张，考虑患者不除外变应性支气管肺曲霉菌病（allergic bronchopulmonary aspergillosis，ABPA），完善血清总 IgE 水平及血清抗烟曲霉沉淀抗体，结果提示总 IgE > 1600 kU/L，抗烟曲菌 IgE 35.1 kU/L。诊断 ABPA 明确。治疗上给予伊曲康唑 200 mg/d + 甲泼尼龙 24 mg/d 8 周。患者自觉症状较前好转。复查胸部 CT 较前有好转（图 18.3）。

出院后门诊复查调整药物剂量，伊曲康唑 200 mg/d + 甲泼尼龙 20 mg/d 6 周，复查总 IgE 降至 1200 kU/L。继续应用伊曲康唑，并逐

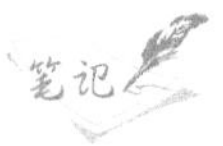

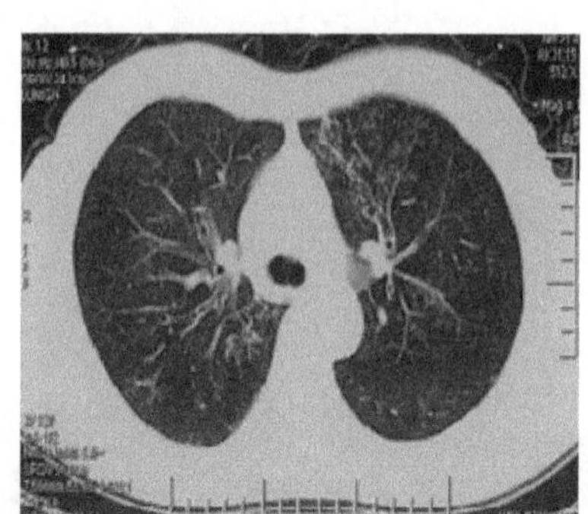

图 18.3　胸部 CT：治疗 8 周后复查斑片影较前明显吸收

渐缓慢下调甲泼尼龙到 16 mg/d 6 周，复查总 IgE 上升 >1600 kU/L。将甲泼尼龙增至 20 mg/d 6 周，复查总 IgE 降至 800 kU/L。再次调整药物剂量，伊曲康唑 200 mg/d + 甲泼尼龙 16 mg/d，复查总 IgE 下降至 550 kU/L。但患者激素用量始终无法减低，并出现应用糖皮质激素的药物不良反应，无法耐受药物治疗，8 个月后于我院胸外科就诊，进行了左肺上叶舌段切除。

诊断： 变应性支气管肺曲霉菌病。

病例分析

患者为 43 岁女性，以慢性咳嗽、黏痰拉丝为主要表现，双肺中央型支气管扩张未引起重视，双肺多发结节等阴影（痰栓或感染）被误诊为结核，这些原因造成 ABPA 未及时确诊和治疗，出现了不可逆的支气管扩张。

ABPA 一般表现为控制不佳的哮喘，可伴有咯血和咳痰及低热、乏力、体重下降等全身症状。31% ~ 69% 的患者可咳棕黑色痰栓，是 ABPA 相对特异的症状。如果哮喘患者伴有咯血、棕黑色痰栓和肺部浸润影，则高度提示 ABPA 的可能。但约 20% 患者的也可表现

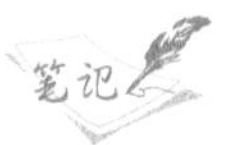

为控制良好的哮喘，甚至少数患者可无哮喘病史，因肺部阴影和急性呼吸衰竭而诊断。采用抗真菌与激素治疗。如果诊治不及时，持续的气道炎症过程可导致支气管扩张和肺纤维化。故早期诊断、早期治疗，对预后意义重大。

2013 年国际人类和动物真菌学会 ABPA 专家组提出了新的诊断标准：①易发因素：哮喘、囊性纤维化。②必备标准：抗烟曲霉 IgE >0.35 kU/L 或曲霉菌皮肤试验阳性；血清总 IgE 浓度升高（ >1000 U/mL）。③其他（符合 2 条以上）：血清烟曲霉沉淀抗体阳性，特异性影像学表现，血嗜酸粒细胞增高。

ABPA 最常见的胸部 X 线片表现为肺部一过性浸润影或实变影。但随着胸部 CT 的普及，ABPA 常见肺部影像表现包括黏液嵌塞、支气管扩张、小叶中心性结节、树芽征和马赛克征等。气道黏液嵌塞在 ABPA 很常见，胸部 CT 上表现为指套征或牙膏征。

ABPA 通常发生在哮喘患者，并且常常表现为未控制的哮喘，主要表现为发热、体重减轻、咳嗽、黏痰、咯血、喘鸣或呼吸困难，30% ~70% 的患者可咳出痰栓。胸部 CT 可发现痰栓（70%，108 ~168 Hu），支气管扩张（73%~95%），结节，实变影，段或叶不张。

治疗药物主要是激素和抗真菌药（伊曲康唑或伏立康唑），疗程约 6 个月，治疗期间每 6 ~8 周复查总 IgE，目标是较之前下降 25%~50%。

病例点评

ABPA 大多发生在 30 ~40 岁成年人，无明显性别差异，临床表现变异很大。我们在临床诊疗过程中，如遇到支气管哮喘合并支气管扩张的患者，尤其 CT 示近端支气管扩张、小叶中心性结节、树

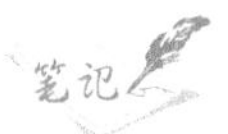

芽征等，有反复慢性咳嗽、咳痰甚至咯血病史，一定要及时检查血清总 IgE 水平及血清抗烟曲霉沉淀抗体。明确诊断，尽早治疗可预防不可逆的支气管扩张发生，改善预后。

019 耶氏肺孢子菌肺炎

病历摘要

现病史：患者，男性，34 岁，主因“间断咳嗽、咳痰伴喘憋 1 个月，加重 7 天，发热 1 天”收入院。患者 1 个月前受凉后出现干咳，侧卧时偶有喘憋。半个月前出现咳痰，少量白痰，无发热。7 天前开始稍有活动即出现呼吸困难，伴咳嗽，少量黏稠黄痰，胸部 CT（图 19.1）显示双肺多发磨玻璃密度影，诊断为肺部感染。给予口服左氧氟沙星片抗感染治疗，症状未缓解，喘憋进行性加重。1 天前患者出现发热，体温最高达 37.8 ℃，就诊于我院发热门诊。完善血常规：WBC 7.89×10^9/L，LY 3.00×10^9/L，LY% 38.0%，GR% 54.1%，CRP 16 mg/L。复查 CT（图 19.2）显示双肺多发磨玻璃密度影，较前明显加重，病毒性肺炎不除外。因正在新型冠状病毒肺炎流行期间，给予隔离病房观察，检测新型冠状病毒核酸 2 次，结果均为阴性。仍咳嗽、喘憋不缓解，为进一步诊治转入呼吸科病房。

既往史：患者自诉既往体健。否认慢性病病史。否认肝炎、结核、疟疾史。否认外伤、手术、输血史，否认食物、药物过敏史，预防接种史不详。父母体健。

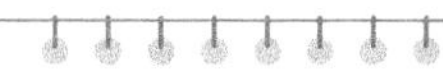

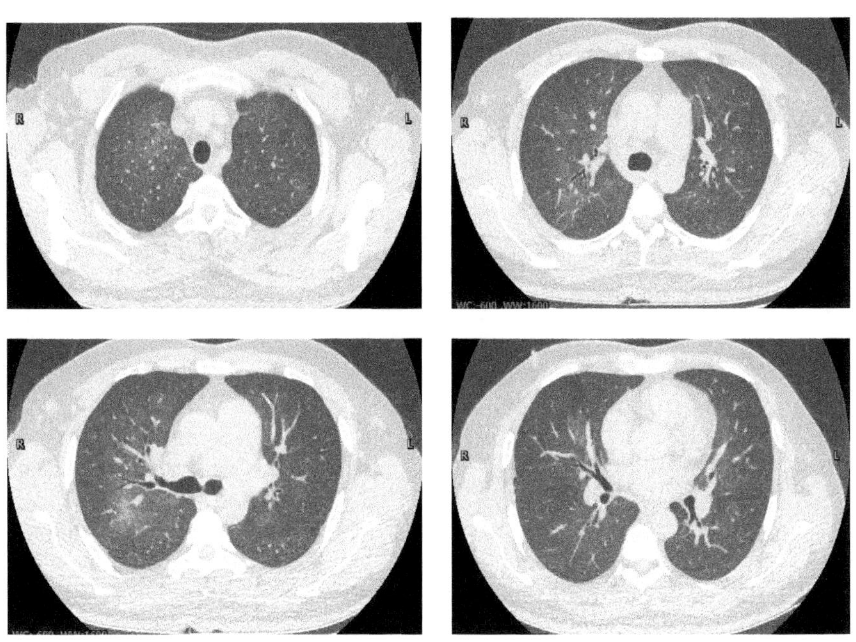

图 19.1　胸部 CT

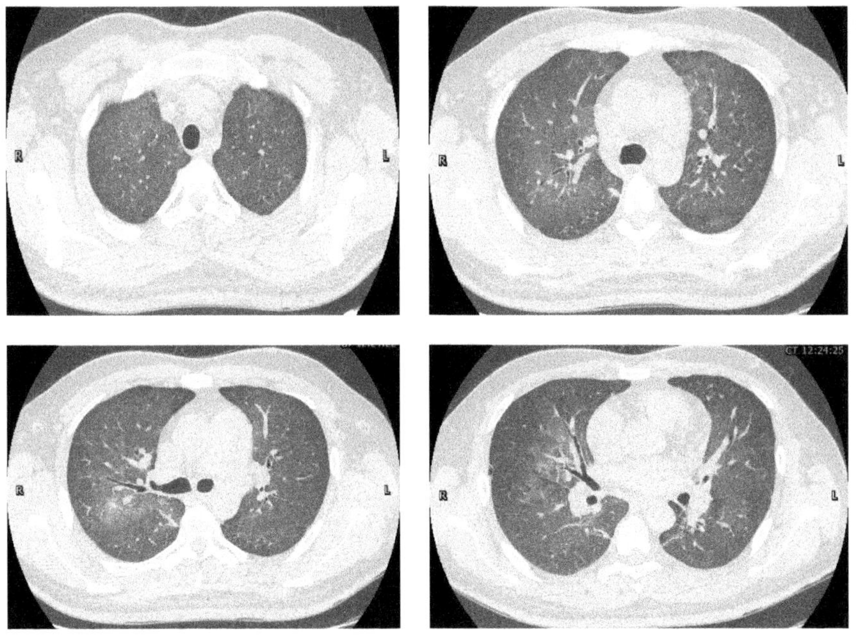

图 19.2　复查胸部 CT

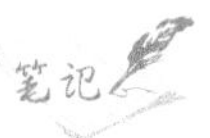

流行病学史：一直在北京居住工作，近两个月未去外地，未接触新型冠状病毒流行地区人员及新型冠状病毒肺炎患者，密切接触人员无发热等症状。

入院查体：T 37.6 ℃，P 80 次/分，R 22 次/分，BP 130/82 mmHg，神清状可。全身浅表淋巴结未触及肿大。口唇发绀。双肺呼吸音低，未闻及干、湿性啰音，未闻及胸膜摩擦音。心律齐，各瓣膜听诊区未闻及病理性杂音。腹软，无压痛、反跳痛及肌紧张，肝脾肋下未触及，肠鸣音 4 次/分，双下肢无水肿。

诊疗过程：患者入院后喘憋明显，考虑诊断为肺部感染，病毒性肺炎可能，给予静脉滴注莫西沙星抗感染，口服阿昔洛韦抗病毒，静脉滴注二羟丙茶碱等对症支持治疗，给予心电监护，未吸氧状态经皮脉氧饱和度仅为 83%，故给予无创呼吸机辅助通气，S/T 模式，IPAP 10 cmH_2O，EPAP 4 cmH_2O，FiO_2 40%。即刻完善入院相关化验检查，血气分析：FiO_2 40%，pH 7.39，PCO_2 40.3 mmHg，PO_2 95.30 mmHg，SO_2 97.4%，HCO_3^- 24.1 mmol/L，SBE −0.8 mmol/L。血常规：WBC 4.48×10^9/L，GR% 60.2%，LY% 29.7%，HGB 130 g/L，PLT 352×10^9/L，CRP 12 mg/L。生化：GLU 9.24 mmol/L，Cr 60.3 μmol/L，BUN 3.56 mmol/L，ALB 37.3 g/L，ALT 14 U/L，AST 24 U/L。ESR 25 mm/h。涂片找结核杆菌：阴性。抗结核抗体试验：阴性。肺炎支原体、肺炎衣原体、病毒七项、军团菌均阴性。呼吸道常见病原体鼻病毒、腺病毒、呼吸道合胞病毒 IgM 检测均阴性。

给予无创呼吸机辅助通气后喘憋所有改善，仍发热、咳嗽。经全科讨论分析胸部影像主要特点为磨玻璃样结节影，伴小叶间隔增厚，影像学诊断不除外耶氏肺孢子菌肺炎。进一步询问患者有无冶游史，回答含糊，抽血测 HIV 抗体，痰 PCR 检测肺孢子菌，结果回报：HIV 抗体初筛阳性。痰肺孢子菌 PCR 检测也为阳性。治疗上加

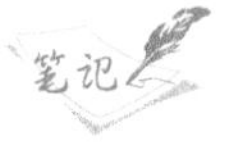

用复方磺胺甲噁唑3片qid，并加用糖皮质激素（甲泼尼龙24 mg qd）口服。治疗1周后患者喘憋症状明显缓解，复查胸部CT（图19.3）：磨玻璃密度病变较前减少。1周后HIV确诊实验回报为阳性，转专科医院进一步治疗。

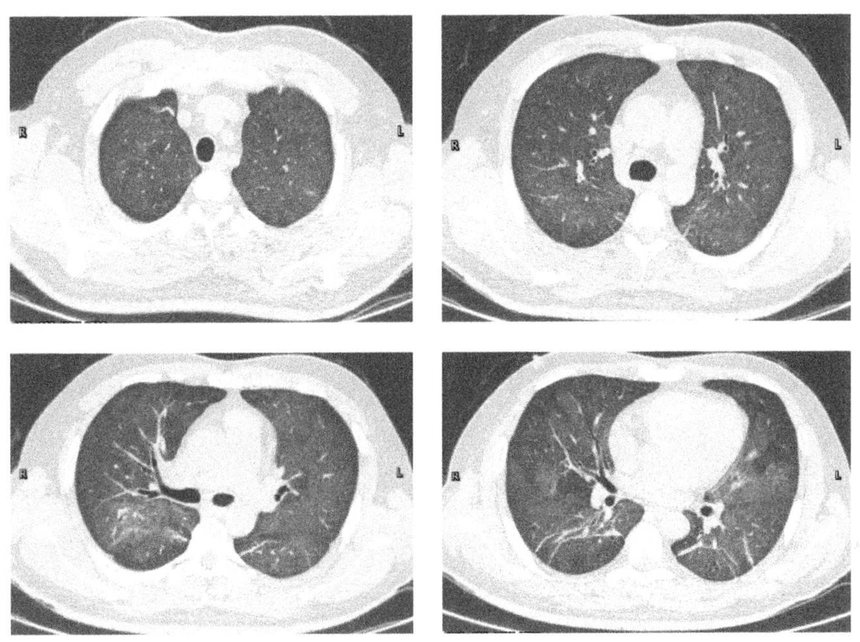

图19.3　胸部CT（治疗1周后）

诊断：耶氏肺孢子菌肺炎，急性肺损伤，获得性免疫缺陷综合征。

病例分析

患者为34岁男性，主因“间断咳嗽、咳痰伴喘憋1个月，加重7天，发热1天”收入院。患者慢性病程，隐匿性发病，进行性加重。门诊就诊双肺CT提示肺部磨玻璃影病变为主，7天后患者胸部CT较前明显进展，磨玻璃影明显加重。患者入院喘憋明显，未吸氧状态脉氧饱和度仅为83%，给予无创呼吸机辅助通气，急查

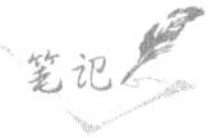

血气分析提示急性肺损伤。患者发病于新型冠状病毒肺炎流行期间，职业为医院物业，虽未去新型冠状病毒肺炎疫区，但工作性质接触人比较多。但仔细辨别患者胸部 CT，其特点为双上叶分布为著的磨玻璃密度结节影，伴小叶间隔增厚，不除外耶氏肺孢子菌感染。进一步查痰病原学及 HIV 检测，最终确诊为耶氏肺孢子菌肺炎，获得性免疫缺陷综合征。

耶氏肺孢子菌肺炎（pneumocystis jirovecii pneumonia，PJP），是由耶氏肺孢子菌（pneumocystis jirovecii）引起的呼吸系统机会性感染，是 HIV 感染者中最常见、最严重的机会性呼吸道感染。研究表明，耶氏肺孢子菌经内源性及外源性途径侵入肺部后，在肺泡腔内大量繁殖，引起弥漫性肺泡内炎性渗出，肺泡上皮增生。停留在肺间质内，可引起间质性浆细胞性肺炎，表现为肺间质水肿、肺泡间隔增厚、大量浆细胞及巨噬细胞浸润，使肺泡间质增厚或肺组织实变。最新《中国艾滋病诊疗指南》提出 PJP 患者多为亚急性病程，起病隐匿，临床表现为呼吸困难，伴有发热、干咳、胸闷，症状呈现进行性加重，严重时会发生呼吸窘迫。典型胸部表现为双肺斑片状或结节状磨玻璃影，以肺中央、肺门周围及上叶分布为著，两肺对称性磨玻璃密度影，形成“马赛克”征，另一常见征象是叠加的小叶间隔增厚，形成“铺路石”征。

治疗方案：①对症治疗：卧床休息，给予吸氧，注意水和电解质平衡。②病原治疗：首选复方磺胺甲噁唑（SMZ - TMP），轻中度患者口服甲氧苄胺嘧啶（TMP）15 ~ 20 mg/(kg · d) + 磺胺甲噁唑（SMZ）75 ~ 100 mg/(kg · d)，分 3 ~ 4 次用，疗程为 21 天，必要时可延长疗程。重症患者给予静脉用药，剂量同口服。③糖皮质激素治疗：中重度患者（动脉血氧分压 < 70 mmHg 或肺泡 - 动脉血氧分压差 > 35 mmHg），早期（72 小时内）可应用糖皮质激

笔记

素治疗，泼尼松 40 mg 口服、2 次/天、5 天，之后改为 20 mg 口服、2 次/天、5 天→20 mg、1 次/天，至疗程结束；静脉用甲泼尼龙剂量为上述泼尼松的 75% 。④辅助通气：患者进行性呼吸困难明显，可给予辅助通气。⑤高效联合抗反转录病毒治疗（highly active antiretroviraltherapy，HAART），俗称“鸡尾酒疗法”，尽早进行，通常在抗 PJP 治疗的 2 周内进行。

病例点评

这是 1 例新型冠状病毒肺炎流行期间发现的艾滋病患者合并耶氏肺孢子菌感染。真菌肺炎和病毒肺炎有时在影像上难以鉴别，详细地询问病史非常重要，相关的病原学检查要全面，注意在治疗过程中要先排查传染病，保护医护人员的安全，再深入细致检查。本例患者先检测了两次咽拭子核酸阴性后才转出隔离病房，又进一步查 HIV 抗体及可能的病原学检查，最后明确诊断。流行病期间一定注意鉴别其他相似的疾病。

020 EB 病毒肺炎

病历摘要

现病史：患者，女性，62 岁，主因“发热伴喘憋 9 天”收入院。患者 9 天前化疗（乳癌术后第 4 次化疗）后出现低热，体温波动在 37.3～38.0 ℃，伴轻度胸闷，给予静脉抗感染治疗（具体不

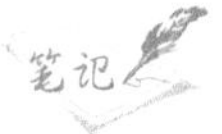

详）5 天后，仍发热，且体温峰值较前明显升高，体温最高 39.5 ℃，伴咳嗽、咳黄痰，伴呼吸困难，遂就诊于我院急诊，查经皮脉氧饱和度仅为 75%，给予 10 L/min 高流量吸氧，脉氧饱和度可上升至 90% 左右。血常规：WBC 3.87 × 10^9/L，GR% 83.3%，LY% 9.1%，HGB 105 g/L，CRP 130.72 mg/L。完善胸部 CT（图 20.1）：双肺弥漫磨玻璃密度影，病毒性肺炎不除外，双上叶为著，病变区域见小叶间隔增厚。静脉滴注亚胺培南抗感染、盐酸氨溴索化痰及二羟丙茶碱平喘治疗后仍有发热，呼吸困难呈现进行性加重，故给予无创呼吸机辅助通气，S/T 模式，IPAP 12 cmH_2O，EPAP 4 cmH_2O，FiO_2 90%，经皮脉氧饱和度波动在 90% ~ 94%，现为进一步诊治收入我科。

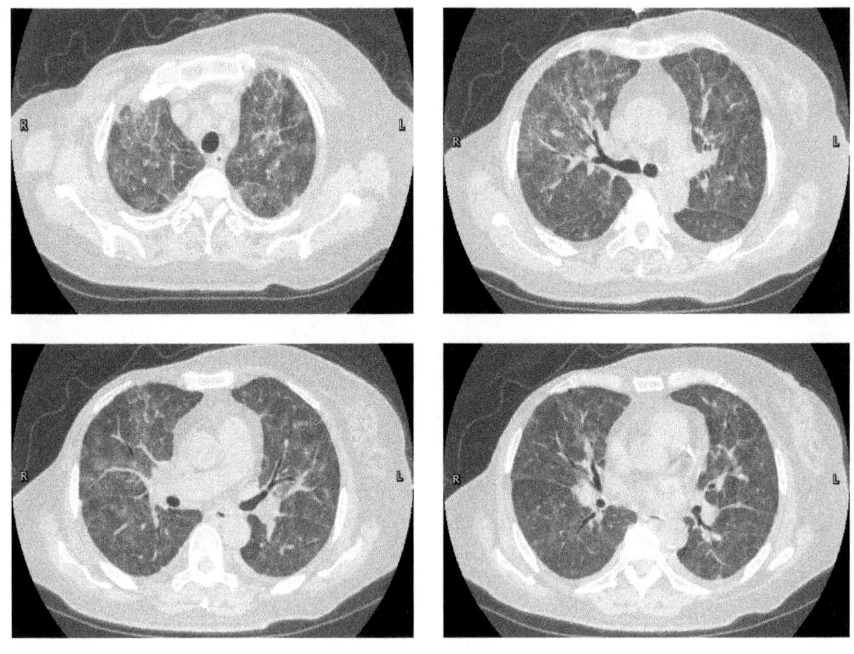

图 20.1　胸部 CT

既往史：冠心病病史 1 年，规律药物治疗。2019 年 10 月发现乳腺癌，行右侧乳腺癌切除手术，此次为术后第 4 次化疗，否

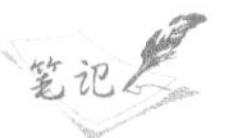

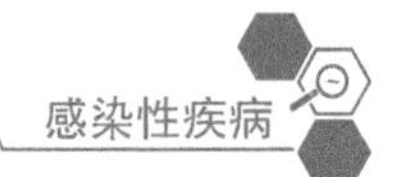

认肝炎、结核、疟疾史。否认外伤、手术、输血史，否认食物、药物过敏史，预防接种史不详。父母去世，具体死因不详。

入院查体： T 38.4 ℃，R 22 次/分，P 100 次/分，BP 118/72 mmHg。神清，精神可，自主体位。扁桃体不大。双肺呼吸音粗，可闻及干性啰音及散在湿性啰音，未闻及胸膜摩擦音。心律齐，未闻及额外心音及异常心音，未闻及心包摩擦音。腹软，无压痛、反跳痛，肝脾肋下未触及，肠鸣音 4 次/分，双下肢未见明显水肿。

诊疗过程： 患者入院考虑诊断为急性呼吸窘迫综合征，给予心电监护，经皮脉氧饱和度为80%，给予无创呼吸机辅助通气，S/T 模式，IPAP 16 cmH_2O，EPAP 6 cmH_2O，FiO_2 90%，给予静脉滴注注射用亚胺培南西司他丁钠抗感染、二羟丙茶碱平喘、甲泼尼龙抗炎症反应等对症支持治疗。急查血气分析：pH 7.471，PCO_2 32.10 mmHg，PO_2 66.40 mmHg，SO_2 94.6%。完善化验，血常规（重组人粒细胞刺激因子注射后2 天）：WBC 20.40 $\times 10^9$/L，GR% 93.3%，LY% 3.7%，RBC 2.78 $\times 10^{12}$/L，HGB 87 g/L，CRP 80.02 mg/L。DIC 初筛：PT(A)77.40%，AT－Ⅲ 61.0%，Fbg 4.77 g/L，D－Dimer 2.30 mg/L。生化：ALT 20 U/L，AST 32 U/L，ALP 157 U/L，TP 46.8 g/L，ALB 24.9 g/L，GLU 7.41 mmol/L，h－CRP 36.52 mg/L。PCT 0.38 ng/mL，ESR 25 mm/h。

考虑诊断为肺部感染：细菌？真菌？病毒？完善病原学检查，患者在新型冠状病毒肺炎流行期间发病，且影像学表现为双肺弥漫磨玻璃密度影，又有肺间质改变，病毒性肺炎不除外。进行新型冠状病毒核酸检测，结果为阴性；完善痰涂片找结核杆菌：阴性。抗结核抗体试验：阴性。肺炎支原体、肺炎衣原体、军团菌均阴性。痰找真菌：阴性。痰 PCR 找耶氏肺孢子菌：阴性。G 试验：阴性。GM 试验：阴性。病毒七项，检测外周血单个核细胞 EB 病毒拷贝

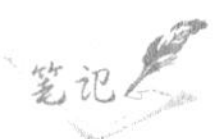

数 1054 copies/mL，检测到 EBV－DNA，诊断为 EB 病毒肺炎。

治疗上加用阿昔洛韦片 0.4 g tid，治疗 10 天后患者喘憋症状明显缓解，复查胸部 CT（图 20.2）示磨玻璃密度病变较前明显好转。

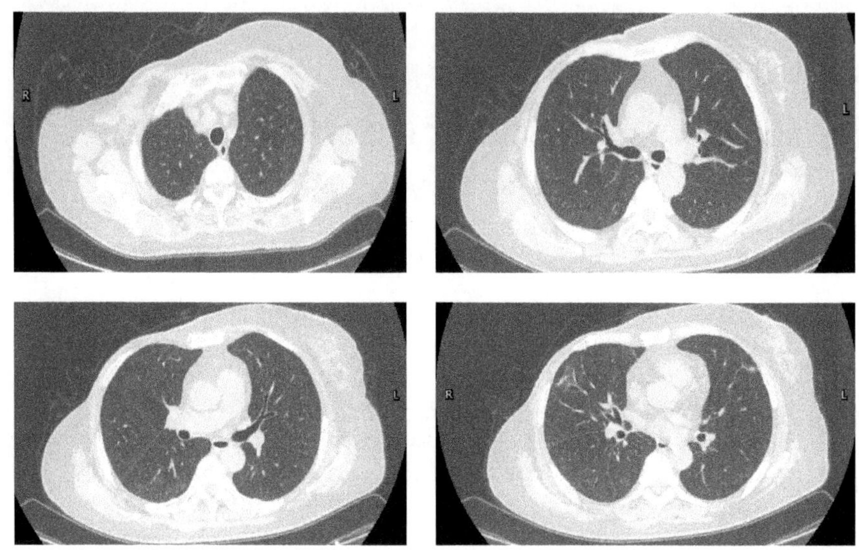

图 20.2　胸部 CT（治疗 10 天后）

诊断： EB 病毒肺炎，急性呼吸窘迫综合征。

病例分析

患者主因“发热伴喘憋 9 天”收入院，患者急性病程，进行性加重。急诊就诊，查双肺 CT 提示肺部磨玻璃影病变伴小叶间隔增厚为主。患者入院喘憋明显，给予无创呼吸机辅助通气，急查血气分析氧合指数小于 100，诊断为急性呼吸窘迫综合征。患者为恶性肿瘤患者，化学药物治疗后，免疫功能低下，又正值新型冠状病毒肺炎爆发流行期间，增加了诊断难度。待完善相关病原学检查，可见 EBV－DNA，提示 EB 病毒感染，抗病毒药物治疗后，患者临床

症状和胸部影像较前明显好转。最终确诊为急性呼吸窘迫综合征，EB 病毒肺炎。

EB 病毒（Epstein – Barr virus，EBV）是一种广泛传播的疱疹病毒（人类疱疹病毒 4 型），对于免疫功能正常的人群多是亚临床、隐性感染，临床多表现为隐匿性无力、倦怠、发热、咽喉肿痛，若累及下呼吸道则表现为痉挛性咳嗽、产生少量痰和呼吸困难。EBV 首先感染的靶细胞为上皮细胞和 B 细胞。EBV 与口咽部上皮细胞接触后，使病毒复制，释放 EBV 至口咽分泌物中，并感染口咽部淋巴组织丰富区域的 B 细胞。感染 EBV 的 B 细胞将感染扩散到整个淋巴网状系统。文献报道在免疫缺陷的患者中 EB 病毒感染可促进淋巴细胞增殖导致患者出现淋巴样间质性肺炎（lymphoid interstitial pneumonia，LIP）。而 LIP 患者的病理标本已证实 EB 病毒的基因组显著增加。LIP 的临床表现以进行性加重的咳嗽和呼吸困难为主，同时伴有发热、胸痛等症状。HRCT 表现主要包括双肺弥漫分布的磨玻璃影、间质增厚及边界模糊的小叶中心型结节、胸膜下结节、支气管血管束增粗及多发囊样气腔。应用糖皮质激素或细胞毒性药物治疗后可缓解。

病例点评

EBV 在免疫功能正常人群中属于隐性感染，临床症状无特异性。EBV 在免疫低下患者中可引起病毒性肺炎、淋巴细胞性间质性肺炎。本例患者属于化疗后免疫低下人群，易合并多种病原体感染，又正值新型冠状病毒肺炎流行期间，尤其要注意新型冠状病毒肺炎、真菌感染及其他病毒肺炎的鉴别。

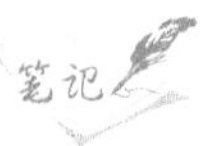

021 新型冠状病毒肺炎

病历摘要

现病史：患者，女性，76 岁，主因“言语不利伴左侧肢体活动障碍 2 天”于 2020 年 2 月 29 日收入院。患者 2 天前间断服用 6 片奥氮平后出现嗜睡，家属发现患者失语，言语表达不清，间断嗜睡，伴食欲缺乏、进食欠佳，伴大小便不能自理，无咳嗽、咳痰，无心悸、气短，无发热，就诊于我院急诊神经内科，查体显示左半身活动不利，急诊头 CT 提示多发脑梗。患者长期居家无外出，但其子女曾有新型冠状病毒肺炎医院聚集病例接触史，居家隔离 14 天后无症状，均已解除隔离。鉴于患者有接触史，故为行新型冠状病毒肺炎筛查收入隔离病房。

既往史：2 型糖尿病 30 余年，平素应用降糖药治疗（具体不详），近 2 天自行停药。高血压病 10 余年，未用药治疗。脑血管病 10 余年，长期卧床，未规律用药。双相情感障碍病史 10 余年，平素服用奥氮平片。颈动脉手术（具体不详）10 年。子宫切除术 2 年。否认外伤、输血史，否认食物、药物过敏史，预防接种史不详。父母去世，具体死因不详。

流行病学史：患者老伴于 2020 年 1 月 31 日在某医院去世，在此期间该医院曾出现聚集性爆发病例，在老伴住院期间，四个子女均去医院探视，此后四人被隔离，均无症状后解除隔离。患者长期跟大女儿居住生活，患者及大女儿无呼吸道症状，家中监测体温无发热。

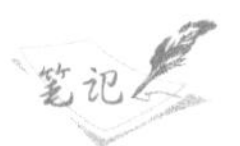

入院查体：T 36.7 ℃，R 27 次/分，P 120 次/分，BP 109/60 mmHg，经皮脉氧饱和度70%（未吸氧时）。神清状弱，无法对答，查体欠配合，双肺呼吸音低，未闻及明显干、湿性啰音，心律齐，腹软，无压痛、反跳痛，肝脾肋下未触及。双下肢无水肿。左侧肢体肌力Ⅳ级。

诊疗过程：患者入院时明确低氧，急查血气分析（FiO_2 21%）：pH 7.451，PCO_2 22.50 mmHg，PO_2 36.80 mmHg，SO_2 65%，HCO_3^- 15.3 mmol/L，SBE −8.7 mmol/L。给予储氧面罩高流量（5 L/min）吸氧，改善氧合，并持续心电监护，经皮脉氧饱和度可升至94%~95%。患者目前氧合指数<200 mmHg，达到急性呼吸窘迫综合征诊断标准，向家属交代病重，并给予静脉滴注莫西沙星抗感染治疗。结合神经内科会诊原发病考虑诊断为急性脑梗死，给予口服阿司匹林、银杏叶片及阿托伐他汀治疗脑血管病。积极完善入院常规检查：血常规：WBC 14.71 $\times 10^9$/L，GR% 89.0%，LY% 5.1%，RBC 3.81 $\times 10^{12}$/L，HGB 120 g/L，CRP 183 mg/L。DIC 初筛：PT(A) 77.40%，AT－Ⅲ 76.9%，Fbg 3.69 g/L，D－Dimer 56.50 mg/L。生化：ALT 25 U/L，AST 22.7 U/L，TP 79.0 g/L，ALB 32.1 g/L，GLU 12.66 mmol/L，Cr 199.5 μmol/L，BUN 24.64 mmol/L，TnI 0.102 ng/mL，TNT 0.050 ng/mL，NT－ProBNP 12 400 ng/L。PCT 0.12 ng/mL。完善病原学检查：肺炎支原体、肺炎衣原体、军团菌均阴性。痰找真菌：阴性。痰 PCR 找耶氏肺孢子菌：阴性。G 试验：阴性。GM 试验：阴性。病毒七项均阴性。待患者病情稳定后入院当天夜间即完善胸部 CT（图 21.1）：双肺弥漫分布磨玻璃影，见小叶间隔增厚，呈“铺路石”征。患者无呼吸系统症状，体温始终正常，但血气分析提示严重低氧，胸部 CT 提示弥漫性磨玻璃影。患者于新型冠状病毒肺炎流行期间发病，流行病学史可疑，故完善新型冠状病毒核酸检测，患者第 1 次新型冠状病毒筛查（咽拭子＋血）为阴性，虽积

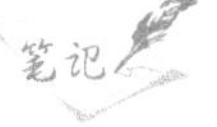

极治疗，但低氧症状持续加重，上调吸入氧浓度至 10 L/min，经皮脉氧饱和度仅达 90%，24 小时后再次复查新型冠状病毒筛查（咽拭子 + 血）确诊为阳性。故诊断为新型冠状病毒肺炎确诊病例（重型）。故转运至定点医院继续治疗。

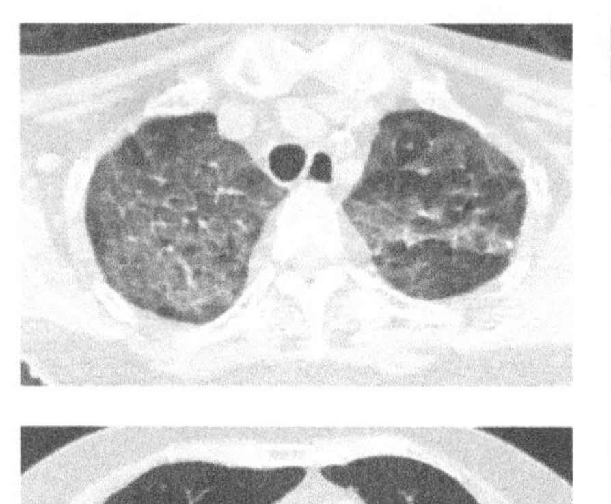
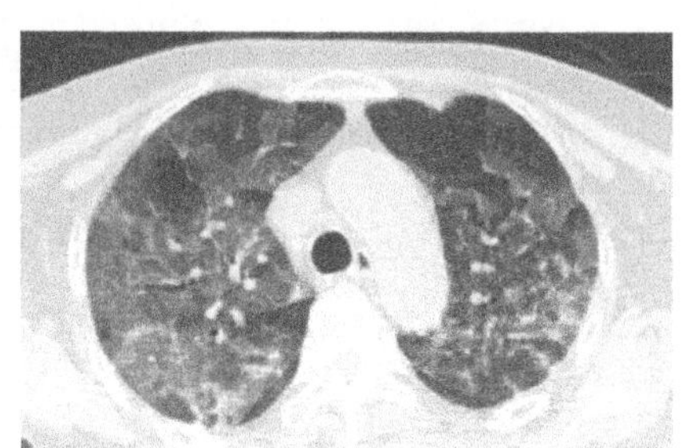
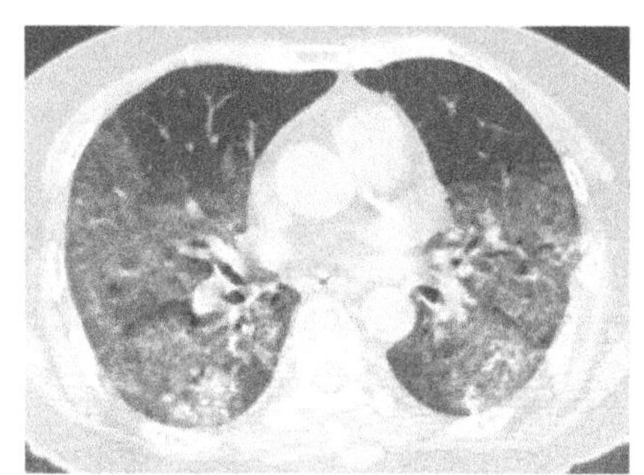
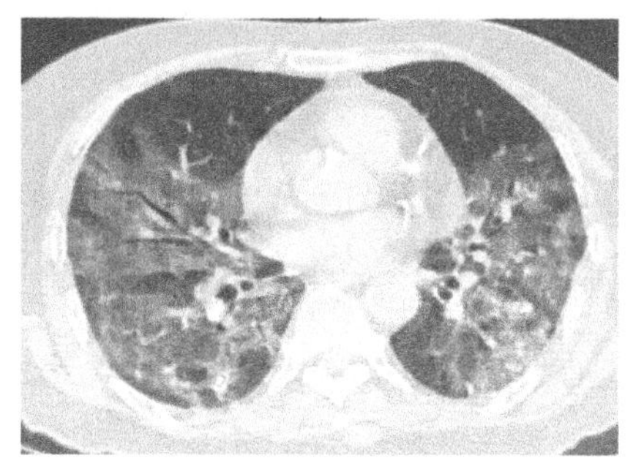

图 21.1　胸部 CT

诊断：新型冠状病毒感染肺炎（重型），急性呼吸窘迫综合征，急性脑梗死。

病例分析

患者为 76 岁女性，以急性脑血管病临床表现入我院急诊科，入院后神经内科确诊为急性脑梗死，入院常规检查发现患者严重低氧，血象增高，淋巴细胞比例降低，完善胸部 CT 提示双肺磨玻璃影病变伴小叶间隔增厚。结合可疑流行病学史，完善新型冠状病毒核酸检测，最终确诊为新型冠状病毒感染肺炎（重型）。

新型冠状病毒性肺炎是一类在武汉市最先发现报道的新型病毒感染所致的肺炎，其病毒传染性强，人群普遍易感。基于目前流行病学调查，该病的潜伏期为 1 ~ 14 天，其临床症状非特异性，常见的症状包括发热、干咳、肌痛和乏力。少数患者伴有鼻塞、流涕、咽痛、腹泻等症状。重症患者多在发病 1 周后出现呼吸困难和（或）低氧血症，严重者可快速进展为急性呼吸窘迫综合征。新型冠状病毒肺炎胸部 CT 表现分为 3 个阶段，早期、进展期和重症期。①早期：单发或多发的局限性磨玻璃密度病变及间质病变，病灶多位于肺外带或胸膜下，可见细支气管充气征。②进展期：多发新病灶出现，原病灶范围扩大、病变融合，会出现不同程度的实变，形态不规则。③重症期：双肺弥漫性实变，呈“白肺”表现。确诊病例患者需要有流行病学史，至少具有临床表现中的 2 条：A. 发热和（或）呼吸症状；B. 具有新型冠状病毒肺炎的影像学特征；C. 发病早期白细胞总数正常或降低，淋巴细胞计数减少。具备病原学证据之一：A. 实时荧光 RT – PCR 检测新型冠状病毒核酸阳性；B. 病毒基因测序与已知的新型冠状病毒高度同源。治疗上：首先要确保患者收入隔离病房，危重患者应该尽早收入 ICU。加强支持治疗，维持内环境稳定，目前以抗病毒治疗、糖皮质激素及中医药治疗为主。多数患者预后良好，老年人及慢性基础病患者一般预后较差。

病例点评

新型冠状病毒肺炎是一种新型病毒性肺炎，疫情蔓延迅速，严重危害人民健康。对于该新型病例，临床医师诊断治疗经验不足，检查手段有限。早期诊断、及时隔离与有效治疗对于疫情控制、改善患者预后意义重大。

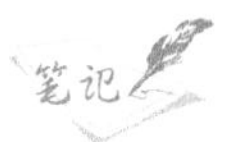

022 外源性过敏性肺泡炎

病历摘要

现病史：患者，女性，52 岁，主因“间断发热伴咳嗽、咳痰、喘憋 1 个月”入院。患者 1 个月前无明显诱因出现发热，体温最高 38.2 ℃，无畏寒、寒战，伴咳嗽、咳痰，黄白痰，外用退热贴后体温可降至正常，当时未就医治疗。20 余天前再次出现发热伴畏寒，无寒战，伴有活动后喘憋，休息后可缓解，无胸痛，无夜间阵发性呼吸困难，无双下肢水肿，就诊于当地医院，查血常规提示白细胞及中性粒细胞比值升高，给予头孢类抗生素口服抗感染治疗 3 天，症状无明显好转。就诊于我科门诊，行胸部 CT 提示双肺弥漫性磨玻璃密度影，现为进一步治疗转入我科。患者自发病以来，睡眠、精神、食欲欠佳，大小便如常，体重无明显下降。

既往史：否认慢性呼吸系统疾病，1 年来曾有两次发热、咳嗽史，但病程短，慢性乙肝病史 30 年，未规律治疗，11 年前因子宫肌瘤行子宫切除术。无药物及食物过敏史。个人史：吸烟 5 年，每天 5 支，已戒烟 3 个月。否认酗酒史。家中饲养家鸽 1 年。

查体：T 36.8 ℃，R 18 次/分，P 65 次/分，BP 110/70 mmHg。神清，一般情况可，巩膜无黄染，甲床苍白，全身皮肤及黏膜无瘀斑及黄染。全身浅表淋巴结未触及肿大。口唇无发绀。咽无红肿，双侧扁桃体无肿大。胸廓对称无压痛，双肺触觉语颤正常且对称，双肺叩诊呈清音，双肺呼吸音粗，未闻及明显干、湿性啰音，未闻

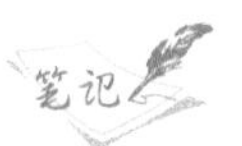

及胸膜摩擦音。心律齐，各瓣膜听诊区未闻及病理性杂音及心包摩擦音。腹部平软无压痛，无反跳痛及肌紧张，肝脾肋下未触及，肝脾区无叩痛，移动性浊音阴性，肠鸣音4次/分。双下肢无水肿。

患者为52岁女性，主因发热伴咳嗽、咳痰入院，外院完善检查考虑肺部感染，治疗效果不佳，完善胸部CT（图22.1）示肺部弥漫性磨玻璃密度影。

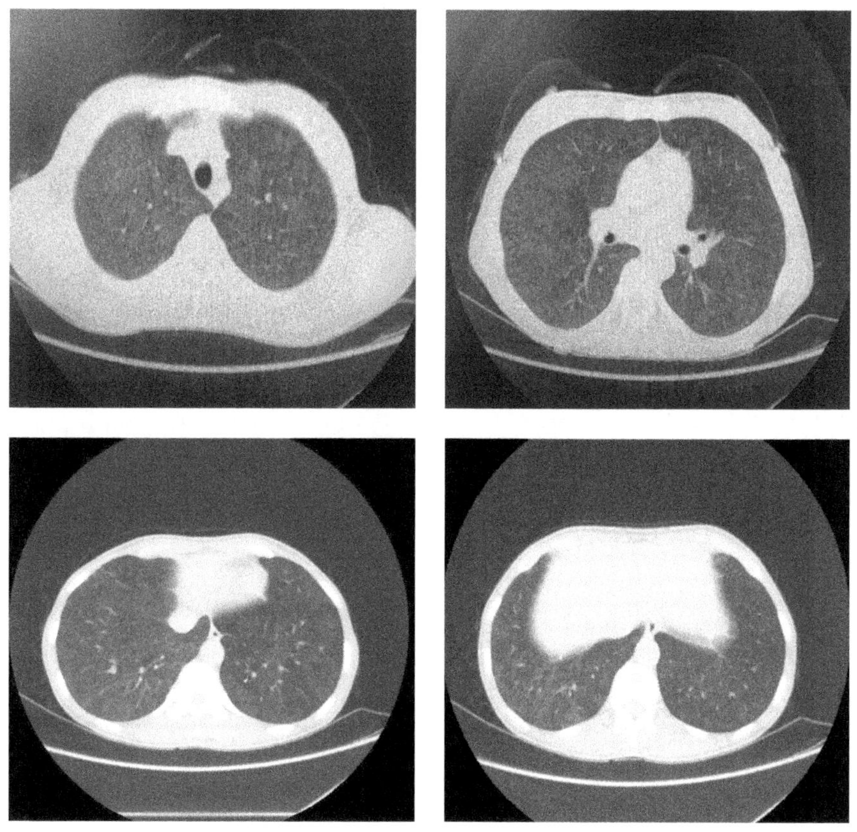

图22.1　胸部CT

实验室检查：血常规：WBC 11.7×10^9/L，GR% 71.2%，HGB 159 g/L，PLT 241×10^9/L。血气分析：pH 7.447，PCO_2 34.60 mmHg，PO_2 46.30 mmHg，SO_2 83.50%，HCO_3^- 24.30 mmol/L。ESR 28 mm/h。病原学检查：呼吸道病原体IgM九联检：流感病毒B型IgM抗体阳

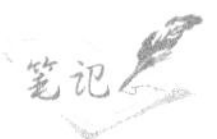

性，肺炎支原体抗体阳性，肺炎衣原体抗体阳性。嗜肺军团菌抗体、病毒七项、CMV、EBV - DNA、卡氏肺孢子虫均阴性。痰涂片见到革兰阳性球菌。痰找真菌、结核菌阴性。G 试验、GM 试验阴性。抗结核抗体、结核感染 T 淋巴细胞阴性。ANA、ENA、ANCA 均为阴性；ASO 正常，RF 40.6 kIU/L。肿瘤标志物：CA125 49.30 U/mL，CYF211 21.09 ng/mL，NSE 24.47 ng/mL，AFP、CA19 - 9、CEA 均正常。免疫球蛋白 + 补体：免疫球蛋白 IgG 2020.0 mg/dL，补体 C_3 68.00 mg/dL，补体 C_4 9.86 mg/dL。RF 45.9 kIU/L。

肺功能：弥散功能降低，TLCO 45.5%，KCO 44.8%。通气功能正常。

给予患者莫西沙星抗感染、利巴韦林抗病毒治疗，并给予二羟丙茶碱平喘及氨溴索、乙酰半胱氨酸胶囊化痰等对症治疗。患者自觉喘憋症状无明显好转，复查胸部 CT（图 22.2）示双肺弥漫玻璃密度影较前减少，索条影及实变影明显增多，考虑间质性病变，过敏性肺炎？

为明确诊断，进一步完善支气管镜检查（图 22.3）：气管通畅，黏膜完整，未见瘘口，隆嵴尚锐利。双侧支气管黏膜轻度萎缩，开口扩大，支气管内可见少量黏性分泌物，右中叶及右上叶尖段开口处支气管黏膜可见少许污苔样炭末沉着。未见新生物，未见出血。右中叶外侧段灌入生理盐水 90 mL，回收浑浊液体约 62 mL，分送细胞学、PCR 法找结核菌、细菌培养等检查。右上叶后段远端刷检，右下叶后基底段远端经支气管镜肺活检术。

完善电子支气管镜检查后患者自觉症状完全好转，故要求出院返家等待电子支气管镜结果。患者返家后当天夜间就再次出现发热，伴咳嗽、咳痰，体温最高 39.2 ℃，伴畏寒、寒战，就诊于我院急诊，急查血常规显示：WBC 16.1×10^9/L，GR% 89.6%，故

笔记

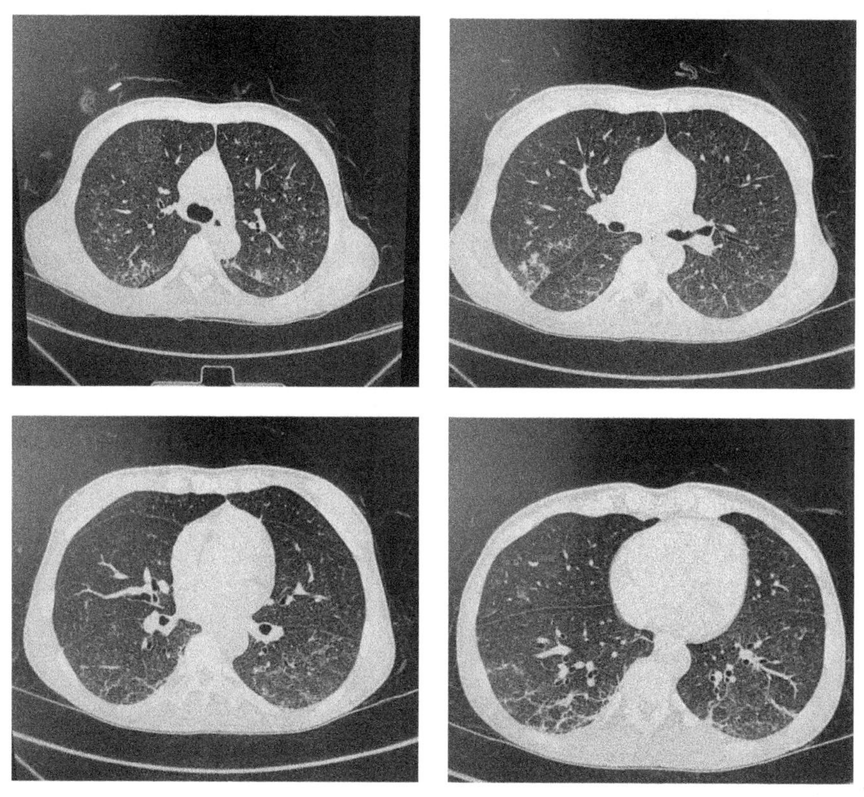

图 22.2　复查胸部 CT

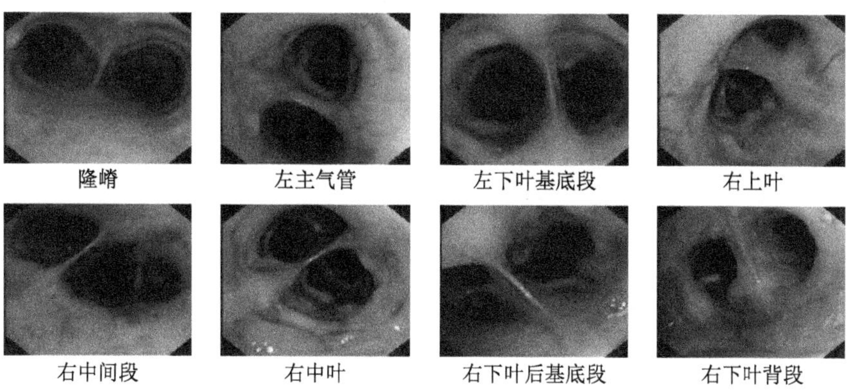

图 22.3　支气管镜下所见

再次于我科住院诊治。患者入我科时体温正常，无呼吸道症状，此时气管镜检查结果回报：支气管肺泡灌洗液离心涂片细胞分类：淋巴细胞 40%，CD4/CD8 0.48。支气管肺泡灌洗液涂片：未见恶性

细胞。气管镜刷片：未见恶性细胞。活检肺组织病理回报，提示为慢性炎，伴肺泡间隔增厚、纤维组织增生。

考虑患者存在环境诱因（回家接触鸽子），结合影像学肺部弥漫性磨玻璃密度影改变，支气管肺泡灌洗液细胞分类淋巴细胞为40%，考虑患者诊断外源性过敏性肺泡炎明确，给予泼尼松 10 mg bid 口服，3 周后减量为 5 mg bid 口服。治疗 1 个月后复查胸部 CT（图 22.4），可见双肺磨玻璃密度影较前明显吸收。

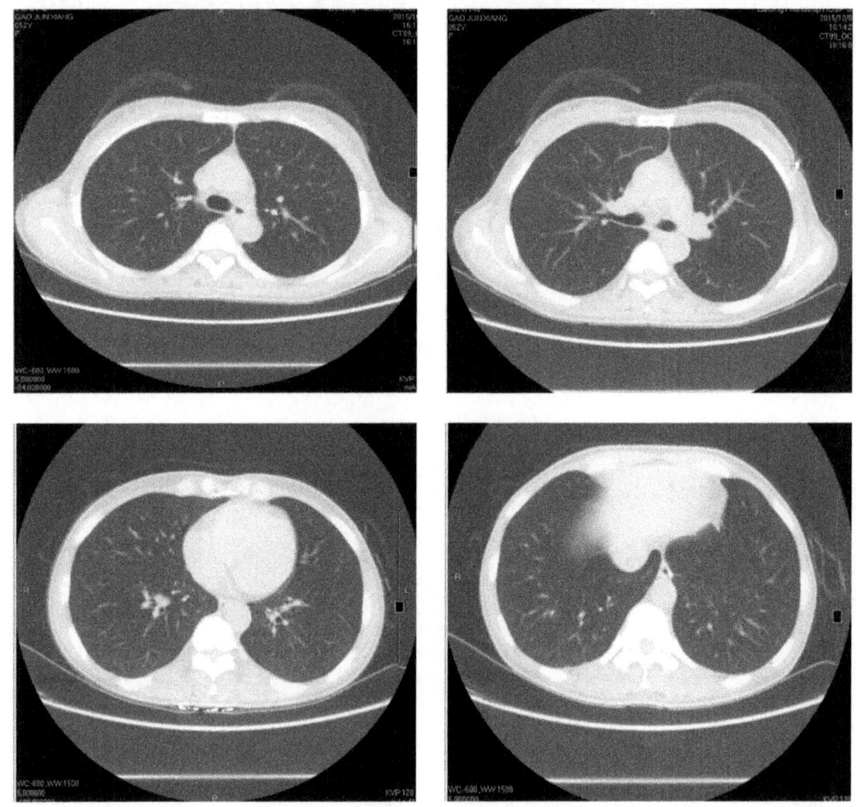

图 22.4　胸部 CT（治疗 1 个月后）

再次复查肺功能显示肺弥散功能恢复正常。遂嘱患者停用激素，同时建议避免接触过敏原（家鸽），定期随访复查。

确定诊断：外源性过敏性肺泡炎。

笔记

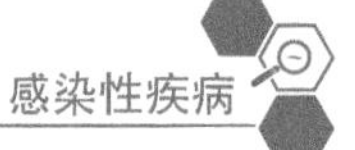

病例分析

过敏性肺炎，又称为外源性过敏性肺泡炎，为机体接触外源性过敏性物质所致的终末细支气管、肺泡、肺间质的Ⅲ型或Ⅳ型变态反应引起的一组间质性弥漫性肺疾病。鸽子、家禽等鸟类羽毛、排泄物、真菌、化学物质、动物皮毛是诱发此病常见的过敏原，接触过敏原的时间、浓度、频率及机体自身的免疫反应与本病的发生有着密切的关系。患者首先须脱离致病源的环境才能减少肺部损害，而有些“过敏原”比较隐蔽，或患者没有注意，自然环境诱发也是诊断此病的一个方法。临床表现不典型，以咳嗽、干咳、气短、呼吸困难、发热等最为常见，也可仅表现为单一症状，胸部影像学可出现多种表现，主要表现为肺泡、肺间质的渗出，特别是反复发作性、游走性的肺泡及肺间质炎症病变。若患者病情反复发作，可逐渐发展成肺组织肉芽肿或肺间质纤维化、呼吸衰竭。肺功能表现为限制性通气功能障碍，血常规可表现为白细胞数目、中性粒百分比增加等感染血象。由于临床表现不典型及辅助检查缺乏敏感性、特异性指标，临床往往被误诊为细菌性肺炎、肺水肿、病毒性肺炎、真菌性肺炎等。相对有诊断价值的是肺泡灌洗液细胞分类中淋巴细胞大于 30%，常为 50% ~70%。

本例患者有饲养鸽子及接触鸽子羽毛、粪便病史，临床表现以肺部感染为主，症状不典型，经过抗感染治疗效果佳，而返家后再次接触过敏原后，再次出现症状。结合辅助检查结果，考虑诊断外源性过敏性肺泡炎。

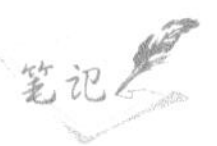

病例点评

关于外源性过敏性肺泡炎的诊断，主要参考以下标准：①有接触禽类、化学物质、真菌、动物皮毛病史；②临床表现为咳嗽、气短、发热、干咳、呼吸困难等症状；③胸部影像学表现为反复发作性、游走性肺间质、肺泡磨玻璃样渗出影；④脱离致敏源后病情缓解；⑤血清淋巴细胞比例增高及支气管肺泡灌洗液抗体检验阳性。

脱离致敏源是本病首要的治疗原则。针对急性期患者，糖皮质激素的疗效也已得到共识。

023 类脂性肺炎

病历摘要

现病史： 患者，女性，70 岁，主因“反复咳嗽、喘憋 3 年余，伴发热 3 天”收入院。患者 3 年前受凉后出现咳嗽、咳痰，伴喘憋，可自行缓解，未予诊治。而后反复于受凉或异味刺激后出现上诉症状，发作无季节性及昼夜性，无明显乏力、盗汗。3 天前，患者误服机油后再次出现上诉症状，伴发热，体温最高达 39 ℃，咳大量白黏痰，伴恶心、呕吐 1 次，呕吐物为胃内容物，无明显胸痛及咯血，就诊于当地医院，予以抗感染、平喘治疗（具体不详）症状未见减轻。遂就诊于我科，完善胸部 CT（图 23.1）(2018 年 5 月 24 日，我院)：双侧胸廓对称，两肺内可见多发斑片状磨玻璃密度

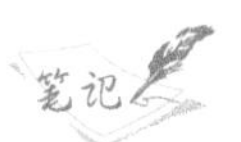

影，右肺下叶为著，右肺中叶、左肺上叶舌段及双肺下叶可见大片状实变，内见支气管充气征，右肺中叶可见小结节影。左肺下叶基底段可见小囊状透亮区。右侧胸腔少许积液，心影不大。心包似见少许积液。故考虑诊断为双肺炎症、右侧胸腔积液、心包少量积液。为进一步诊治收入我科。患者自起病来，精神、睡眠可，二便无显著变化，体重未见明显改变。

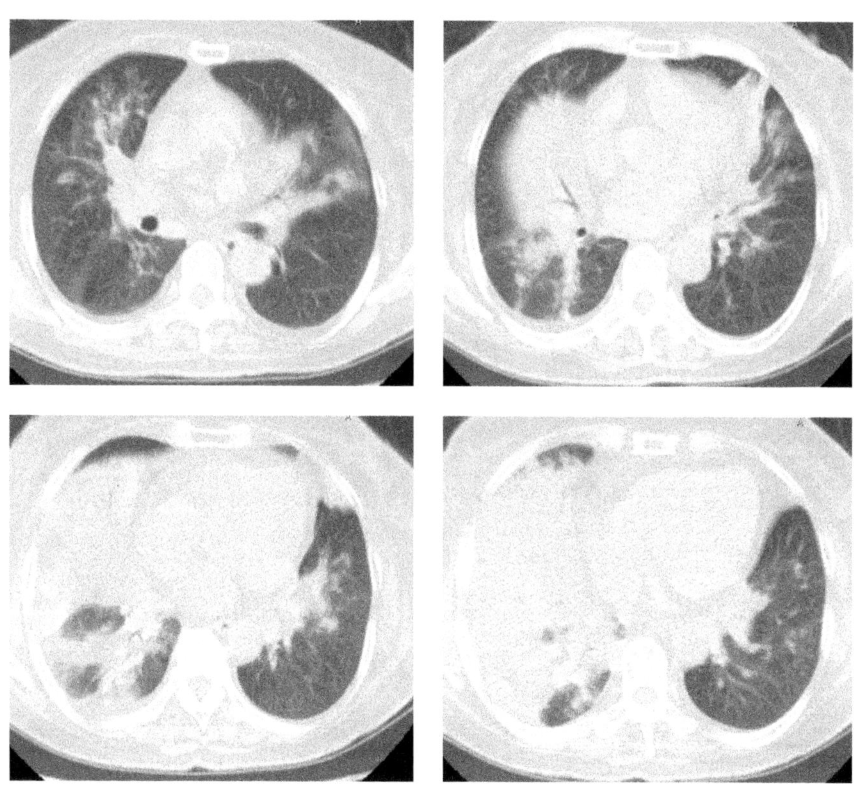

图 23.1　入院时胸部 CT

既往史： 2 型糖尿病史 10 余年，规律应用二甲双胍，自诉血糖控制尚可。否认高血压、心脏病病史，否认脑血管病、精神疾病病史。否认肝炎史、结核史、疟疾史。否认手术、外伤、输血史，否认食物、药物过敏史。否认吸烟、酗酒史，否认家族类似病史。

查体： T 38.3 ℃，R 25 次/分，P 103 次/分，BP 130/70 mmHg。

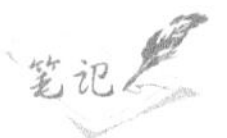

神清，精神可，结膜苍白、巩膜无黄染，全身皮肤及黏膜无瘀点、瘀斑，无肝掌及蜘蛛痣。全身浅表淋巴结未触及肿大。口唇无血痂，无牙龈渗血，无肿胀、溢脓，未见口腔溃疡。咽无红肿，双侧扁桃体无肿大。胸廓对称无压痛，双肺触觉语颤正常且对称，双肺叩诊呈清音，双肺呼吸音粗，右下肺闻及湿性啰音，未闻及胸膜摩擦音。心律齐，各瓣膜听诊区未闻及病理性杂音及心包摩擦音。腹部平坦，未见腹壁静脉曲张及胃肠型、蠕动波，全腹无压痛，无反跳痛及肌紧张，麦氏点无压痛，肝脾肋下可触及，肝脾区无叩痛，移动性浊音阴性，肠鸣音 3 次/分。双下肢无水肿。

诊疗经过：患者为 70 岁女性，既往慢性支气管炎病史，未规律诊治，此次因误食机油后出现发热，咳嗽、咳痰、喘憋加重，入院后完善相关化验检查。血常规：WBC 11×10^9/L，GR% 86.1%，RBC 3.42×10^{12}/L，HGB 106 g/L，CRP >160 mg/L。血气分析（入院即刻）：pH 7.465，PCO_2 32.3 mmHg，PO_2 71.1 mmHg，SO_2 95.5%。生化：GLU 11.52 mmol/L，Cr 68.8 μmol/L，ALB 26.1 g/L，ALT 76 U/L，AST 60 U/L，K 3.19 mmol/L。PCT：1.45 ng/mL。考虑诊断为脓毒症、肺部感染，给予亚胺培南 + 万古霉素抗感染、二羟丙茶碱平喘、盐酸氨溴索化痰、雾化等对症支持治疗。继续完善病原学相关化验，呼吸道病原九联检、抗结核抗体、结核感染 T 淋巴细胞、G 试验、GM 试验均阴性。积极完善支气管镜检查（2018 年 5 月 27 日）（图 23.2）：气管通畅，黏膜完整，未见瘘口，左右各叶段支气管黏膜轻度增厚，较多黏性分泌物。余各叶段开口未见明显异常，右中叶段给予 0.9% 生理盐水灌洗 150 mL，回收 100 mL，分送细菌学及细胞学。

但患者症状始终未得到有效控制，持续高热。故复查胸部 CT（2018 年 6 月 4 日，图 23.3）显示两肺内可见多发斑片状磨玻璃密度及突变影，较前加重。

笔记

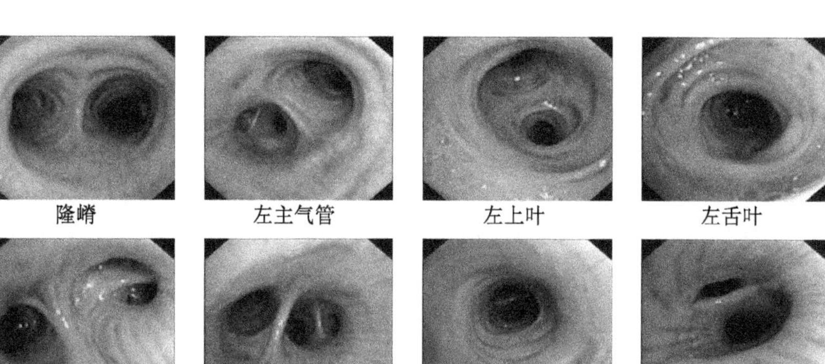

图 23.2 支气管镜下所见

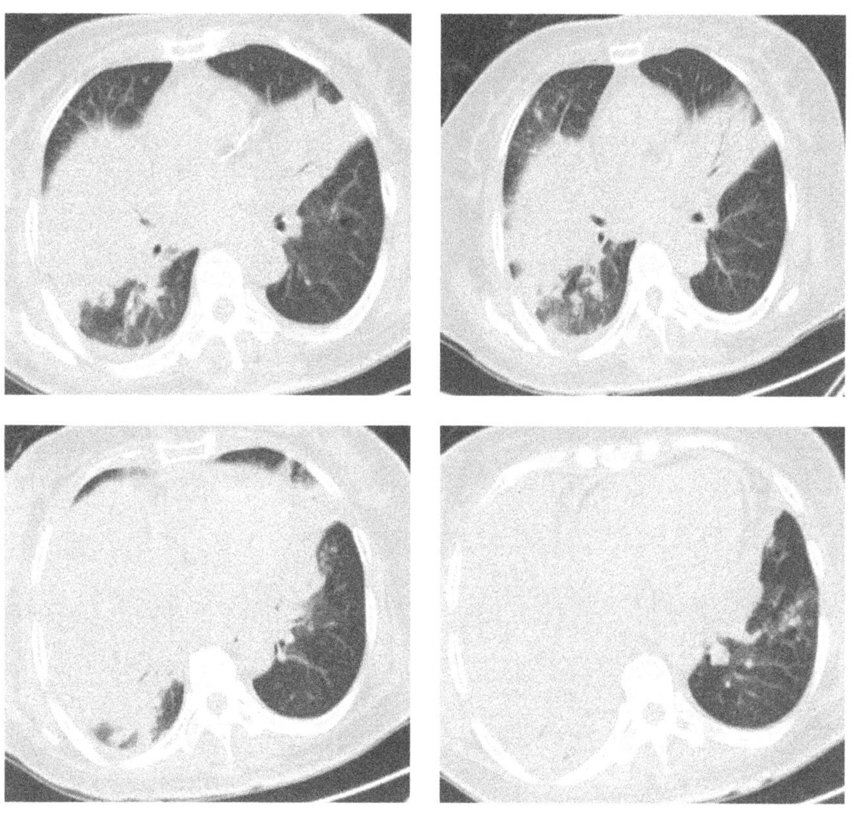

图 23.3 复查胸部 CT

此时入院完善病原学检查，可见多种病原学：屎肠球菌（2018 年 6 月 4 日），真菌菌丝（2018 年 6 月 8 日）。根据病原学结果多次调整抗生素：亚胺培南 + 万古霉素（2018 年 5 月 27 日—30 日）+

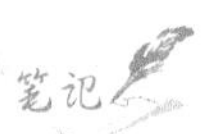

甲硝唑（2018 年 5 月 29 日、30 日）→美罗培南 + 莫西沙星（2018 年 5 月 30 日—2018 年 6 月 3 日）→万古霉素 + 头孢哌酮钠舒巴坦钠（2018 年 6 月 3 日—8 日）+ 氟康唑(2018 年 6 月 4 日—8 日)。虽然经过积极治疗，调整抗感染方案，但患者症状仍未见好转，白细胞持续上涨，血常规（2018 年 6 月 8 日）：WBC 37 × 10^9/L，GR% 90.2%，RBC 2.85 × 10^{12}/L，HGB 90 g/L，CRP > 160 mg/L。同时肺泡灌洗液病理结果中见载脂巨噬细胞（图 23.4）。

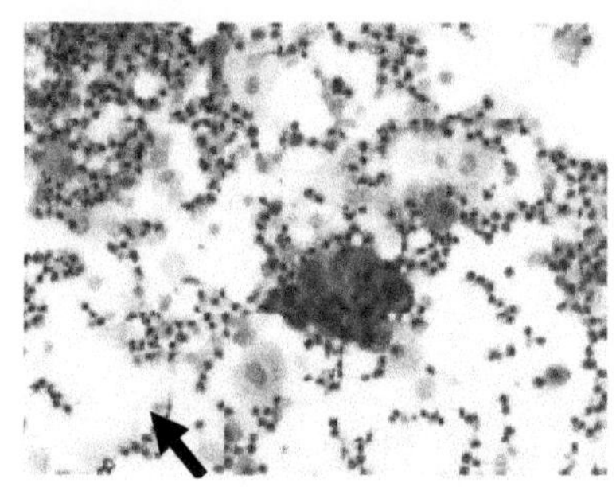

图 23.4　肺泡灌洗液病理（×200，HE 染色）

故诊断为误吸所致化学性肺炎。治疗上开始加用甲泼尼龙 40 mg bid 治疗，并调整抗生素为美罗培南（2018 年 6 月 9 日—18 日）+ 利奈唑胺（2018 年 6 月 13 日—15 日）→替加环素（2018 年 6 月 10 日—18 日），并继续给予盐酸氨溴索化痰、雾化平喘、止咳、保肝、护肾、强心及营养支持治疗，但患者病情仍然持续恶化，体温不能控制，复查血常规：WBC 49 × 10^9/L，GR% 90.2%，CRP > 160 mg/L。呼吸功能逐渐下降，应用无创呼吸机改善通气，但患者病情仍旧控制差，复查床旁胸部 X 线片（2018 年 6 月 16 日，图 23.5）示双肺多发实变进行性加重，右侧胸腔积液。虽经过积极治疗，但患者仍出现多脏器功能不全，肝肾功能衰竭，心功能不全，急性心肌梗死。患者于 2018 年 6 月 18 日突发意识障碍，经全力抢救后，效果不佳，最终死亡。

笔记

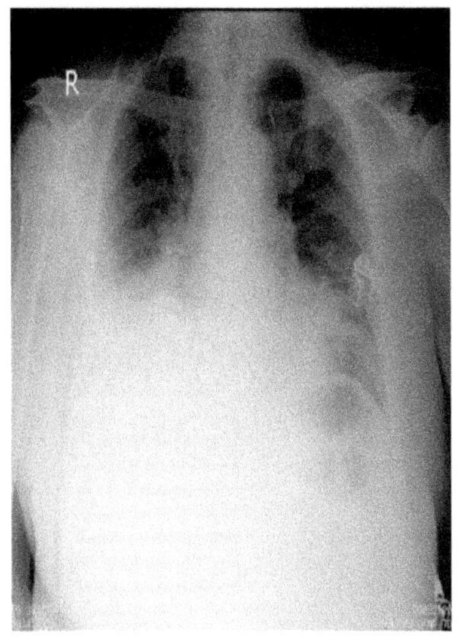

图 23.5　床旁胸部 X 线片

诊断：类脂性肺炎，2 型糖尿病。

病例分析

患者为 70 岁女性，急性病程，有明确脂质液体误吸史，而后继发重症感染，反复培养出多种耐药菌群，多次调整抗生素仍难以控制，气管镜肺泡灌洗液见载脂巨噬细胞，提示类脂性肺炎。患者病情进行性加重，全科多次进行了病例讨论，反复调整了治疗方案，仍难以扭转疾病的进展，最终死亡。

类脂性肺炎属于间质性肺炎，临床上较为少见，分为内源性和外源性两种类型。内源性：即胆固醇肺炎，常继发于肺部慢性炎症、肺脓肿、肺结核、肺癌、肺间质纤维化及糖尿病等疾病。外源性：一般为吸入液体石蜡、凡士林等脂质性物质引起。

本病例患者有明确吸入外源性脂质病史。外源性脂类物质进入呼吸道，将会抑制支气管壁的纤毛运动系统，使纤毛失去运动能

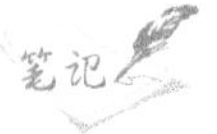

力，损伤假复层纤毛柱状上皮。进入肺泡内的脂类物质可以被巨噬细胞吞噬却不能被巨噬细胞溶解，巨噬细胞会重新释放脂类物质进入肺泡腔内，脂类物质的存在激发局部细胞调控的炎症反应，引起局灶性肺炎。临床表现缺乏特异性，一般抗炎治疗效果往往不佳，且易复发。肺部体征单侧或双侧散在湿性啰音，可合并有哮鸣音。肺部 CT 无特征性表现，检查可表现为肺部肿块影或实变、毛玻璃征、碎石路征等。需要与肺部肿瘤、肺泡蛋白沉着症等相鉴别，若 CT 发现病灶内含有类似皮下脂肪的密度或信号，则提示本病可能。肺组织病理活检是本病确诊的“金标准”。临床上，可以应用支气管肺泡灌洗和（或）经支气管镜活检或者术后病理检查以明确诊断。其病理特征为肺泡腔内可见大量油脂类物质或载脂巨噬细胞。其治疗方案为脱离致病源，去除诱因，支持治疗。内科治疗可采用激素和抗生素综合治疗，并可配合肺泡灌洗。外科可行局部肺叶切除术。

病例点评

1. 类脂性肺炎临床上少见，临床表现及影像学均缺乏特异性。分为内源性和外源性两种类型。

2. 本病例为外源性类脂性肺炎，脂类吸入史是诊断外源性类脂性肺炎重要依据。临床上易被误诊为肺炎、肺癌等，要详细询问病史，减少漏诊、误诊。

3. 肺部 CT 无特征性表现，需肺泡灌洗液或肺组织病理活检确诊。本病例有脂类吸入史，肺泡灌洗液内可见较多载脂巨噬细胞，诊断明确。

4. 类脂性肺炎的预后与脂类物质吸入量、吸入时间及患者有无呼吸系统疾病等因素相关。

笔记

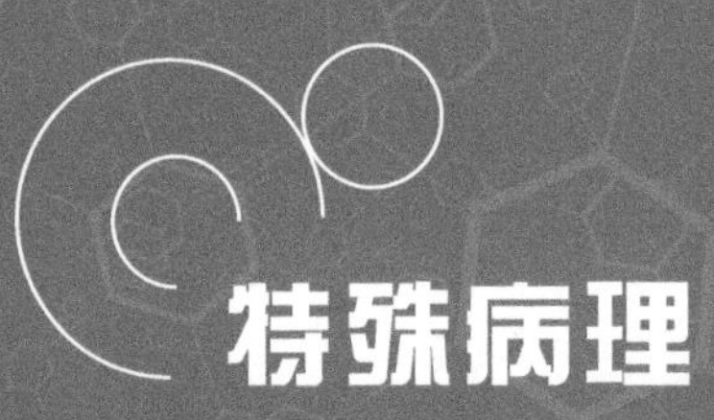

024 结节病

病历摘要

现病史：患者，男性，51 岁，主因“间断咳嗽、胸痛 2 月余”收入院。入院前 2 月余患者无诱因出现咳嗽，为干咳，晨起、白天明显，伴咽痒，盗汗。无发热、胸痛、胸闷，无咯血等不适。自服化痰止咳药物，症状缓解不明显。入院前 3 天出现咳嗽时伴胸痛，无胸闷、心悸，为进一步诊治入院。患者自发病以来，睡眠、精神、食欲欠佳，大小便如常，体重无明显下降。

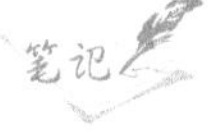

既往史：慢性咽炎；血脂代谢异常，未服用药物；胆囊结石；脂肪肝；肝囊肿。否认高血压、糖尿病、冠心病、慢性肾功能不全、慢性支气管炎病史。否认结核、感染等病史。否认手术、外伤及输血史。青霉素过敏。否认吸烟、酗酒史，否认家族类似病史。

查体：T 36.5 ℃，R 20 次/分，P 76 次/分，BP 100/70 mmHg。神清，精神可，结膜苍白、巩膜无黄染，四肢无瘀点、瘀斑，无肝掌、蜘蛛痣。全身浅表淋巴结未触及肿大。口唇无发绀，无牙龈渗血，无肿胀、溢脓，未见口腔溃疡。咽无红肿，双侧扁桃体无肿大。胸廓对称无压痛，双肺触觉语颤正常且对称，双肺叩诊呈清音，未闻及明显干、湿性啰音及胸膜摩擦音。心律齐，各瓣膜听诊区未闻及病理性杂音及心包摩擦音。腹部平坦，未见腹壁静脉曲张及胃肠型、蠕动波，脐下偏右轻压痛，无反跳痛及肌紧张，麦氏点无压痛，肝脾肋下可触及，肝脾区无叩痛，移动性浊音阴性，肠鸣音 0～1 次/分，双下肢无水肿。

诊治经过：患者主因咳嗽、胸痛入院，既往无慢性呼吸系统疾病，入院后完善胸部 CT（图 24.1）提示肺部多发斑片实变、微结节及粟粒结节影，纵隔内多发淋巴结肿大，胸腔积液。考虑诊断为：肺部阴影待查，炎症？肿瘤？入院后给予莫西沙星 0.4 g 每天 1 次静脉滴注抗感染治疗，盐酸氨溴索、乙酰半胱氨酸等化痰及镇咳对症治疗。完善检查。

实验室检查：血气分析：pH 7.434，PCO_2 37.3 mmHg，PO_2 70.4 mmHg，SO_2 94.1%，HCO_3^- 5.20 mmol/L。血常规：WBC 6.48×10^9/L，GR% 75.6%，LY% 13.3%。ESR 19 mm/h。病原学：痰涂片未见致病细菌。真菌培养、痰找结核菌：阴性。血清病毒九项、肺炎支原体抗体、肺炎衣原体抗体、军团菌抗体：均阴

笔记

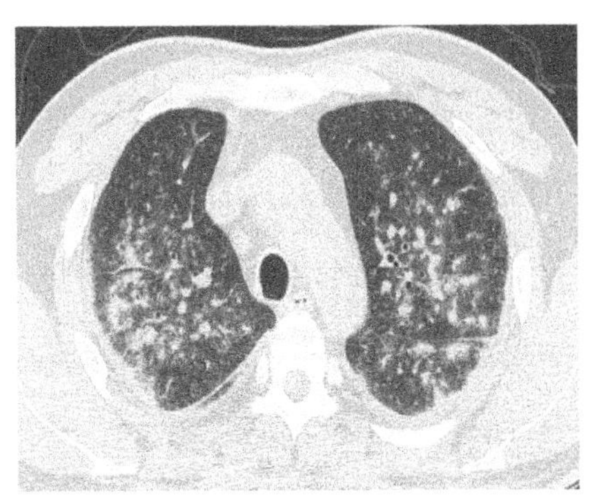
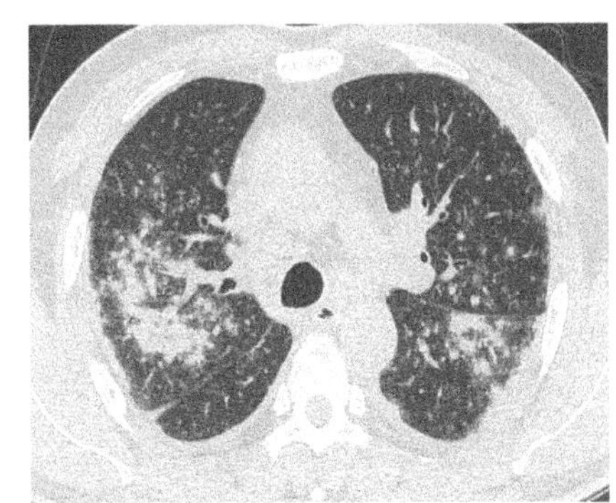
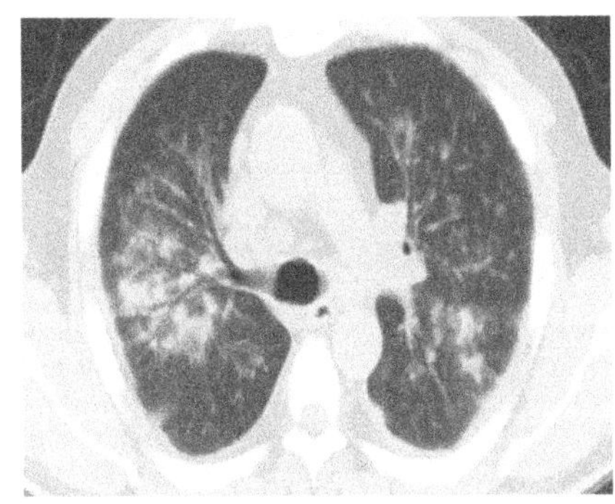
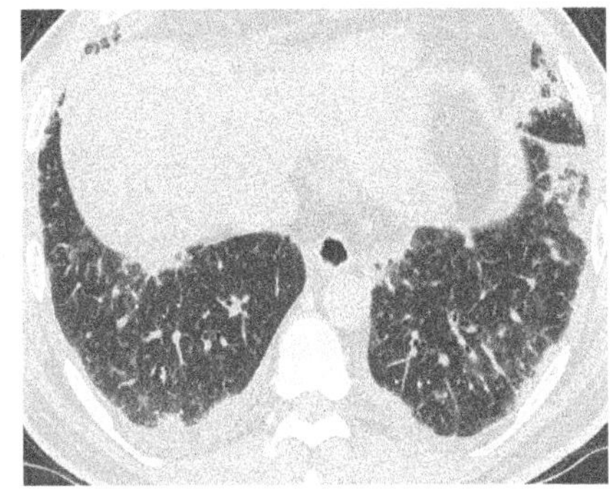

图 24.1　胸部 CT

性。G 试验、GM 试验：阴性。抗结核抗体、PPD 试验：阴性。结核感染 T 细胞检测：阴性。ANA、ENA、ANCA 均阴性；CA125 179.5 U/mL，CYF211 3.36 ng/mL，余各项肿瘤标志物正常。sACE 76 U/L（增高）。T、B 淋巴细胞亚群：CD4% 54%，CD8% 19%，CD4/CD8 2.84。

肺功能：限制性通气功能障碍（VC% Pred 63.0%，FEV_1/FVC 81.50%，FEV_1% Pred 65.5%），弥散功能降低，气道弹性及黏性阻力正常。

为明确胸腔积液性质，行胸腔穿刺引流胸腔积液，结果回报：胸腔积液常规：胸腔积液为渗出液，细胞总数 $>500\times10^6$/L，单个核增高为主，未见结核菌、恶性细胞。

全身骨扫描（2011 年 1 月 7 日）：全身骨显像未见骨转移征象。

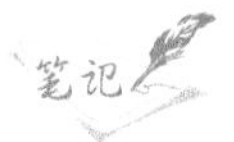

患者肺部病变不除外恶性可能，故进一步完善 PET/CT：①双肺多发斑片实变、微结节及粟粒结节影，代谢活性明显增高，首先考虑良性，如感染性病变，肺癌待除外；②右侧锁骨上窝、纵隔及双肺门、肺内、双侧内乳及腹主动脉周围多发代谢活性增高的淋巴结，反应性增生可能，转移待除外；③双侧胸腔积液；④左侧腮腺代谢活性增高的结节，考虑良性可能性大（如 Warthin 瘤），建议进一步检查。

患者 PET/CT 结果虽提示良性病变可能性大，但仍不除外恶性可能，向患者及家属详细交代病情，患者及家属同意完善支气管镜检查。支气管镜下所见（图 24.2）：左右各叶段支气管开口通畅、黏膜普遍增厚充血，较多黏性分泌物，右中叶开口黏膜结节样不平，未见出血。

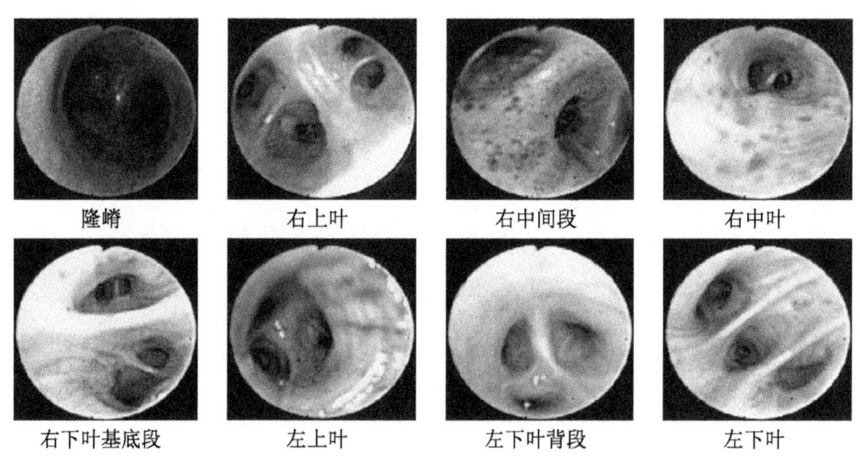

图 24.2　气管镜下所见

术后结果回报：支气管肺泡灌洗液：（左上叶后段，右上叶后段）未见恶性细胞、抗酸杆菌、致病菌、真菌。支气管组织活检病理（图 24.3）：（右中叶）针尖 - 粟粒大被覆假复层纤毛柱状上皮之黏膜组织 6 块，少量淋巴样细胞浸润。（右上叶）粟粒大肺组织

笔记

及纤维组织 1 块，可见上皮样肉芽肿，未见坏死，并见脱落的纤毛柱状上皮，考虑结节病。

外院病理复查：肉芽肿性炎；建议除外结核、结节病可能；支气管肺泡上皮增生，同时胸水中可见多量淋巴细胞及少量间皮细胞，未见癌细胞。

结合患者抗结核抗体、PPD 试验阴性，结核感染 T 细胞检测阴性，明确诊断为结节病。给予口服激素（甲泼尼松 32 mg/d）治疗，患者干咳、胸痛症状较前明显缓解。复查 sACE 42.0 U/L，复查胸部 X 线片示肺部病变较前减少吸收（图 24.4）。

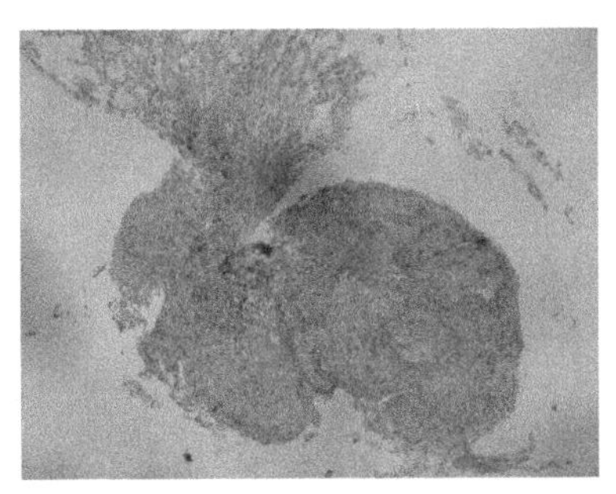

图 24.3　支气管组织活检病理（×10，HE 染色）

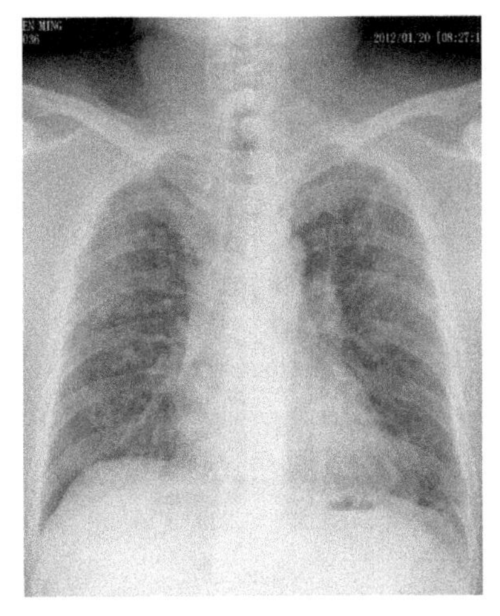

图 24.4　胸部 X 线片

逐渐下调激素用量。复查 sACE 24.0 U/L 较前有明显下降。此后激素逐渐减量治疗。患者应用激素 50 天后门诊随诊复查胸部 CT（图 24.5），提示双肺弥漫性病变及纵隔增大淋巴结较前明显消退。

诊断：结节病。

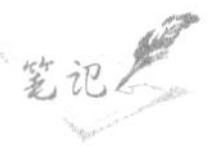

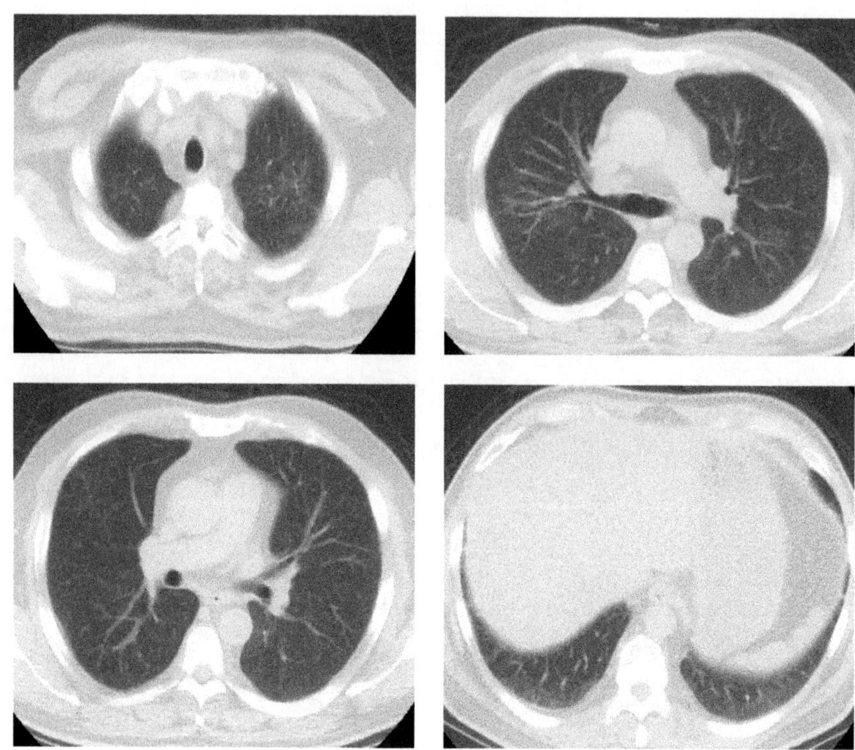

图 24.5　胸部 CT（激素治疗 50 天后）

病例分析

患者为 51 岁男性，胸部 CT 多发实变、结节影，淋巴结显著增大，肿瘤标志物增高，伴咳嗽、胸痛等症状，完善多项化验检查，最终病理提示为结节病，应用糖皮质激素治疗后，症状及胸部影像明显好转。

结节病是一种累及多器官的疾病，以非干酪样坏死性、上皮样肉芽肿为病理特征的炎症性疾病，为良性慢性疾病，可持续数年甚至终生。其初始症状常取决于种族、被累及的器官及程度和肉芽肿病变的活动性。临床上根据胸部 X 线片将其分为 5 期：0 期，无可见的胸内病变；Ⅰ期，双侧肺门淋巴结肿大伴或不伴气管旁淋巴结

笔记

肿大；Ⅱ期，双侧肺门淋巴结肿大伴肺实质浸润；Ⅲ期，肺实质浸润，无肺门淋巴结肿大；Ⅳ期，肺纤维化，表现为蜂窝肺、肺门牵拉、肺大疱或肺气肿。结节病的临床表现无特异性，约有一半的患者无任何临床不适，仅在影像学检查时发现了异常，其常见的呼吸道症状包括咳嗽、呼吸困难和胸痛，并常伴有乏力、不适、发热和体重减轻。70 岁以上患者似乎更可能出现全身症状，如乏力和厌食等。结节病也可累及眼睛、皮肤、关节肌肉、血液系统等多个器官。血管紧张素转化酶增高、肺泡灌洗液 CD4/CD8 增高（＞3.5）对于诊断结节病具有一定的意义，而病理诊断是确诊结节病的金标准，其病理特点是非干酪样坏死的肉芽肿。

结节病的病程和预后的个体差异性较大，有 2/3 的患者可自愈，但也有 10%～30% 的转为慢性或进行性发展。对于肺部存在浸润的患者，即使无症状，也应治疗。初始剂量可选择泼尼松 20～40 mg/d 治疗，1～3 个月复查评估，并根据病情调整治疗方案。本例患者存在肺部大片浸润影，淋巴结增大，并存在呼吸道症状，属于Ⅱ期结节病，故口服激素维持治疗，疗效好。

病例点评

结节病可以累及多器官，90% 以上的结节病均累及肺，双侧肺门淋巴结对称肿大是结节病比较特征性的影像变化；病程越长越容易误诊，需要与肺结核、肺癌、炎症及间质性肺疾病等相鉴别。

部分结节病患者可出现血管紧张素转化酶增高，利于诊断结节病和评估治疗效果。

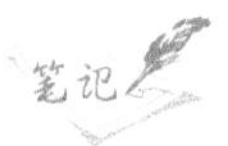

025 肺泡蛋白沉积症

病历摘要

现病史： 患者，男性，52 岁，主因咳嗽、咳痰、痰中带血收入院。患者半个月前无明显诱因出现咳嗽、咳痰，伴咯血（每天 3～5 口鲜血），后变为痰中带血，暗红色，无发热、盗汗，无胸痛，无喘憋，无头晕、心悸、黑蒙，无血尿，无恶心、呕吐，无腹痛、腹泻等不适。就诊于当地医院，查血常规：WBC 12.94 × 10^9/L，GR% 62%，HGB 163 g/L，PLT 209 × 10^9/L，胸部 CT（图 25.1）考虑双肺炎症，双肺下叶索条影，考虑为陈旧或慢性炎性病变；左肺上叶肺气肿条，考虑为陈旧或慢性炎性病变；建议复查；左肺上叶肺气肿；肝囊肿？给予头孢抗生素（具体不详）静脉滴注 5 天，云南白药等对症止血治疗，咯血未见明显好转，遂就诊于我科，为进一步诊治收入院。患者自发病以来，睡眠可，饮食可，大小便正常，体重无明显变化。

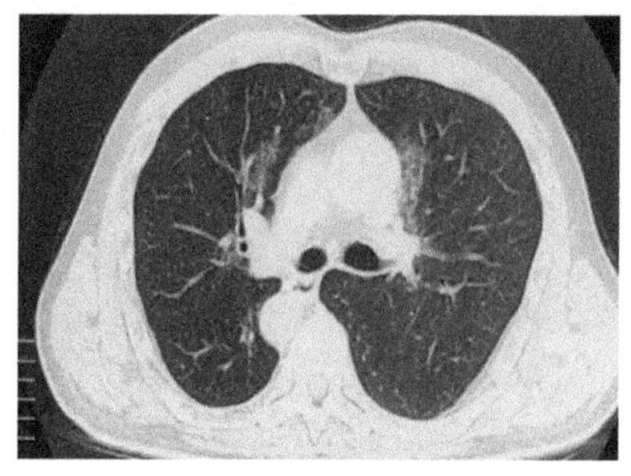
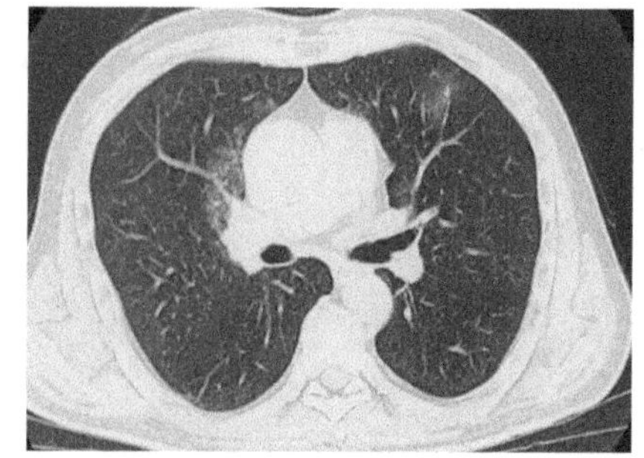

图 25.1　入院时胸部 CT

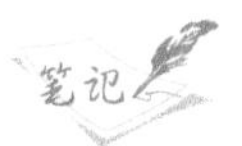

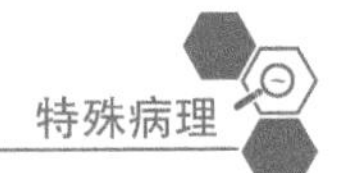

既往史：2 型糖尿病，规律用药，自诉血糖控制可。阑尾切除术后。否认高血压、心脏病病史，否认脑血管病、精神疾病病史。否认肝炎、结核、疟疾史。否认外伤、输血史，否认食物、药物过敏史，预防接种史不详。吸烟 30 余年，每天 20 支。否认饮酒史。否认家族类似病史。

查体：T 36.4 ℃，R 18 次/分，P 65 次/分，BP 120/80 mmHg。神清，精神可，结膜苍白，巩膜无黄染，背部可见多发环状淡褐色斑片，病变平坦，伴皮肤瘙痒。全身浅表淋巴结未触及肿大。口唇无血痂，无牙龈渗血，无肿胀、溢脓，未见口腔溃疡。咽无红肿，双侧扁桃体无肿大。胸廓对称无压痛，双肺触觉语颤正常且对称，双肺叩诊呈清音，双肺呼吸音粗，双肺闻及散在少许湿性啰音，未闻及胸膜摩擦音。心律齐，各瓣膜听诊区未闻及病理性杂音及心包摩擦音。腹部平坦，未见腹壁静脉曲张及胃肠型、蠕动波，全腹无压痛，无反跳痛及肌紧张，麦氏点无压痛，肝脾肋下未触及，肝脾区无叩痛，移动性浊音阴性，肠鸣音正常。双下肢无水肿。

辅助检查：患者主因咳嗽、咳痰、咯血收入院，入院后完善相关检查，血常规：WBC $15.09\times10^9/L$，LY% 34.7%，GR% 56.6%，HGB 159 g/L，PLT $228\times10^9/L$。血气分析（未吸氧）：pH 7.397，PCO_2 36.9 mmHg，PO_2 74.9 mmHg，SO_2 95.6%。DIC：正常。生化：肝肾功能正常，GLU 8.96 mmol/L，CK、CK-MB、LDH 大致正常。ESR 5 mm/h；结合外院胸部 CT 考虑诊断为肺部感染，故给予静脉注射莫西沙星抗感染、盐酸氨溴索化痰，口服氨甲环酸、云南白药、肾上腺色腙片止血治疗。其他化验检查，尿常规：大致正常。尿潜血阴性。痰培养+鉴定、痰找结核、结核抗体、结核感染 T 淋巴细胞等均阴性，G 试验、GM 试验阴性。肺炎支原体抗体、肺炎衣原体、军团菌、病毒等相关检查均阴性。肿瘤标志物（男

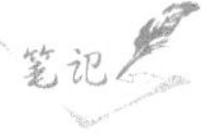

性)：癌胚抗原 CEA 6.67 ng/mL，余各项均正常。风湿免疫指标：ANA 抗体、抗 ENA 抗体、ANCA、免疫球蛋白 + 补体均未见明显异常。复查胸部 CT（图 25.2)：双肺可见多发小结节影，边界清楚，周围可见片状磨玻璃影，界限不清，首先考虑感染性病变可能性大，肿瘤性病变及血管炎性病变待除外，磨玻璃密度影考虑肺泡出血可能。

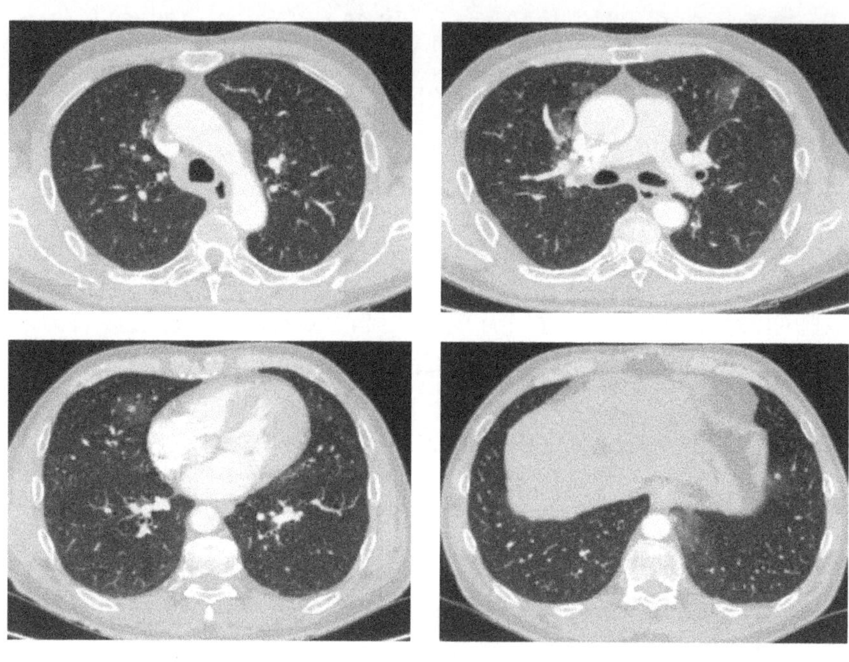

图 25.2　复查胸部 CT

患者抗感染治疗 1 周后仍有咯血，为暗红色，量大致同前，未见明显好转。完善支气管镜检查（图 25.3)：隆嵴及双侧主气管开口均可见到新鲜血迹，左侧为著，未见活动性出血。双侧支气管黏膜轻度增厚，支气管内可见黏性分泌物，右中叶内侧段支气管开口略狭窄，远端通畅。左上叶尖段、右中叶内侧段远端刷检，左上叶尖段 TBLB。诊断：气管、支气管炎症，左上叶、右中叶出血？支气管镜灌洗：结核分枝杆菌荧光扩增。PCR：阴性。涂片找结核菌：阴性。支气管刷片：可见增生的呼吸性上皮细胞，未见肿瘤细

笔记

胞。支气管活检：粟粒大，被覆少量呼吸上皮之黏膜组织 1 块，散在淋巴细胞浸润。与此同时，多次完善痰病原学，痰真菌培养可见少量白念珠菌。故治疗上加用伏立康唑抗感染。抗真菌治疗后患者咯血症状稍减少，复查胸部 CT（图 25.4）提示双肺可见多发小结节影，周围可见片状磨玻璃影较前片大致相同。

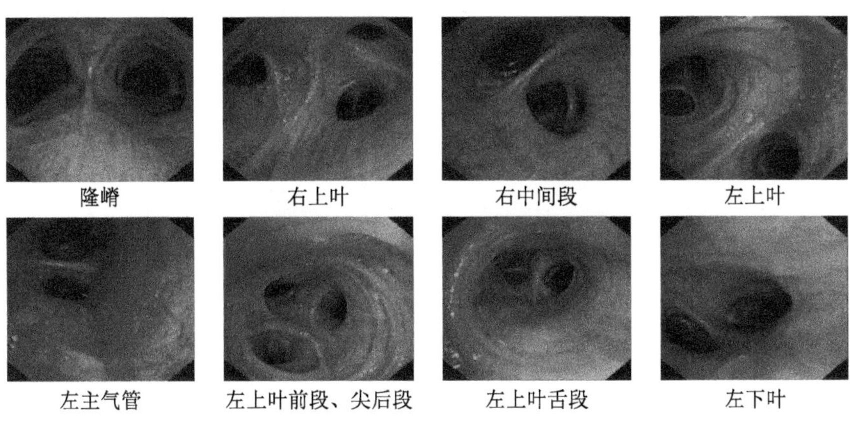

图 25.3　支气管镜镜下表现

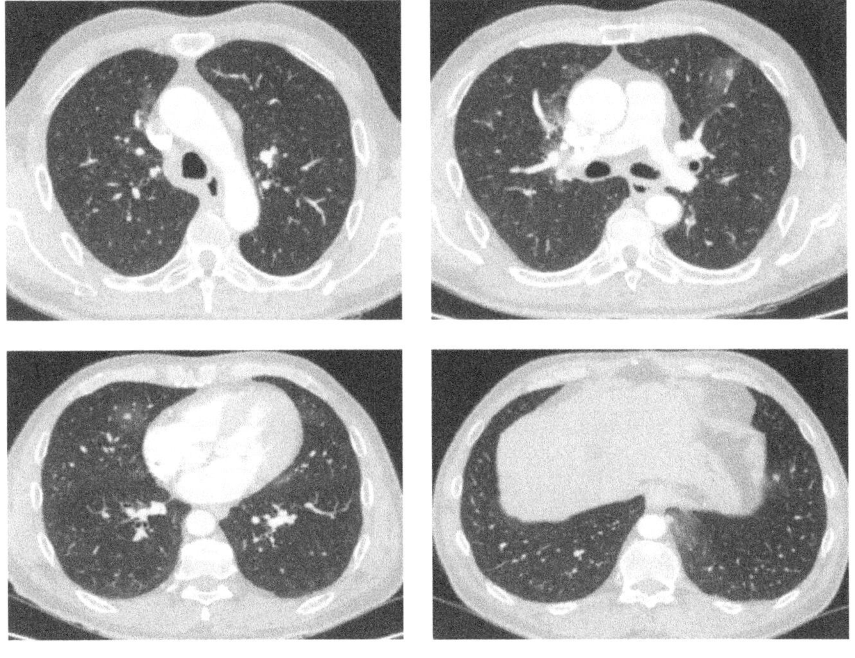

图 25.4　复查胸部 CT（抗真菌治疗后）

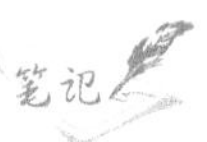

请热带病科会诊：建议完善肺吸虫抗体、旋毛虫抗体以除外肺寄生虫病检查结果阴性。请胸外科会诊：诊断患者双肺病变性质待查，可转入胸外科行肺活检，充分向患者家属告知病情，患者及家属表示愿意于胸外科就诊，明确诊断。患者转入胸外科行胸腔镜肺组织活检术，术后病理（图 25.5）：（右肺下叶结节）肺组织 1 块，镜下大部分呈肺萎陷改变，小灶肺泡Ⅱ型上皮增生，部分肺泡腔内可见粉染物沉积，间质散在炎细胞浸润，结合特殊染色结果，考虑肺泡蛋白沉积症。

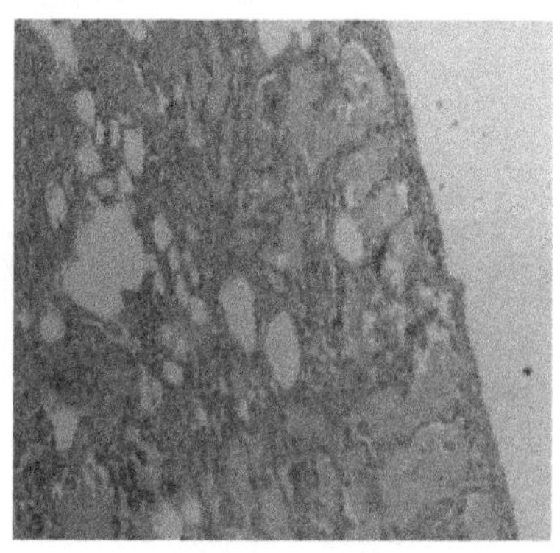

图 25.5　病理（×100，HE 染色）

诊断：肺泡蛋白沉积症。

病例分析

患者为 52 岁男性，急性病程，主要症状为咳嗽、咳痰、咯血，予以抗感染、止血等对症治疗后，症状未见明显改善。入院后完善病原学、风湿免疫、肿瘤标志物、气管镜等相关检查后，除痰培养出白念珠菌外，余检查结果均无诊断意义。入院期间请多科会诊，协助明确诊断，胸外科会诊考虑患者肺部多发磨玻璃密度结节，病变性质待查，建议行肺活检明确诊断，最终转入胸外科行胸腔镜肺

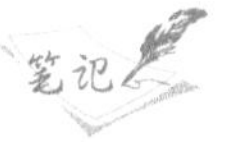

活检，肺活检病理提示肺泡蛋白沉积症。

肺泡蛋白沉积症（pulmonary alveolar proteinosis，PAP）是由各种原因导致由蛋白及脂质构成的表面活性物质在肺泡腔内的沉积，是一类罕见病，发病率仅为二百万分之一。分特发性、继发性、先天性三种，其中特发性比例最大，占 90%。其发病机制尚不明确，继发型可见于血液系统肿瘤、药物、感染、吸入无机粉尘或有毒烟雾。目前认为其由肺泡巨噬细胞对肺泡表面蛋白清除机制受损，肺泡表面活性物质在肺泡腔内沉积导致，或粒 - 巨噬细胞集落刺激因子（GM - CSF）基因缺陷或机体产生抗 GM - CSF 抗体。患者往往起病隐匿，无特异性临床表现，可表现为咳嗽、咳痰、呼吸困难、胸闷不适及胸痛，继发感染后可出现发热。HRCT 有助于 PAP 的诊断，在 HRCT 上，典型影像学表现为：病灶与周围正常肺组织形成鲜明的对照，呈现出“地图”状改变；磨玻璃影与小叶间隔增厚呈现“铺路石”的影像学改变（图 25.6）。

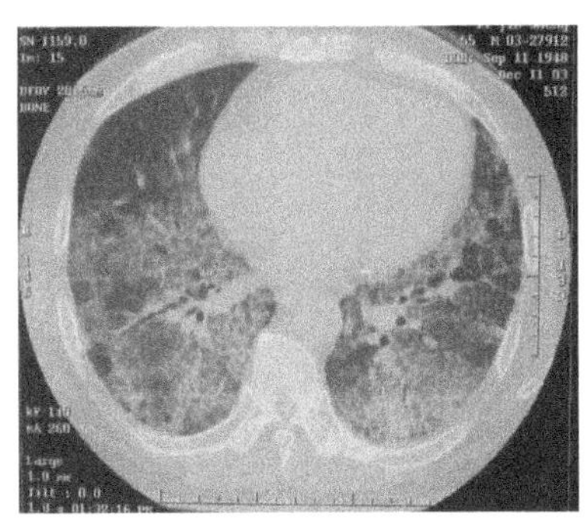

图 25.6　HRCT

本病的诊断主要靠支气管镜肺活检病理提示肺泡结构基本完整，肺泡腔内充满细颗粒状无结构的 PAS 染色阳性蛋白样物质，电镜可见较多嗜锇性层状体。PAP 治疗主要是肺泡灌洗。但对于无法接受肺泡灌洗、病情较重且存在 GM - CSF 缺乏的患者，补充 GM -

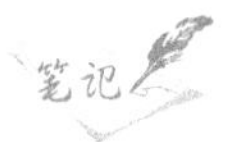

CSF 治疗可作为一种替代疗法。

该患者临床症状不典型，双肺可见多发小结节影，周围可见片状磨玻璃影，经抗感染、止血治疗后效果不佳，最终肺活检病理提示肺泡蛋白沉积症。建议患者定期复查胸部 CT，追踪胸部影像变化。

病例点评

1. 肺泡蛋白沉积症是一种罕见的以间质改变为主的肺部疾病，起病隐匿，无特异临床表现，容易漏诊；主要依靠病理组织活检确诊。

2. HRCT 有助于 PAP 的诊断，典型影像学表现为：病灶与周围正常肺组织形成鲜明的对照，“地图”状改变；磨玻璃影与小叶间隔增厚呈现“铺路石”的影像学改变。该病例肺部影像呈现多发结节，磨玻璃密度影，影像不典型，确诊难度极大。

3. 此病例诊断过程中请热带病、肿瘤科、胸外科多科联合会诊协助诊断，最终采取胸腔镜肺组织活检才明确诊断。

4. 肺泡蛋白沉积症总体预后较差。

026 肺淋巴管平滑肌瘤病

病历摘要

现病史：患者，女性，36 岁，1 个月前剧烈活动后出现胸闷，伴咯血，量约 10 mL，色鲜红，伴肋骨区疼痛，无咳嗽、咳痰、低

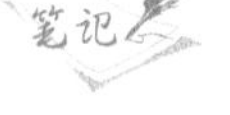

热盗汗、心悸黑蒙、腹痛、腹泻等症状。休息后上述症状可好转，未予以诊治。而后间断出现胸闷乏力，活动后为著，伴咳嗽、咳痰，多为刺激性干咳，偶有少量黄色黏痰，无咯血、胸痛，无发热、寒战，无夜间呼吸困难。遂就诊于当地医院，完善胸部 X 线片提示左下肺病变，左肺门影饱满，左侧胸腔积液。诊断为肺部阴影，胸腔积液。现为进一步诊治收入我科。患者自发病以来，精神可，食欲、睡眠欠佳，大小便如常，体重无明显下降。

既往史：既往体健。否认高血压、冠心病、脑血管病、肾病等慢性病史，否认肝炎、结核等传染病史，否认手术、输血史。口服酒精过敏，表现为皮疹，外用不过敏。否认其他食物、药物过敏史。否认吸烟、饮酒史。否认家族类似病史。

入院查体：T 36.3 ℃，R 18 次/分，P 66 次/分，BP 96/64 mmHg。神清状可，巩膜无黄染，全身皮肤及黏膜无瘀斑及黄染，无肝掌及蜘蛛痣。左侧颈后可触及一大小约为 1 cm × 1 cm 的质硬淋巴结，边缘清楚，轻度压痛，其余浅表淋巴结未触及肿大。口唇无血痂，无牙龈渗血，无肿胀、溢脓，未见口腔溃疡。咽无红肿，双侧扁桃体无肿大。胸廓对称无压痛，左侧触觉语颤减弱，左下肺叩诊实音，双肺呼吸音粗，左肺呼吸音减低，双肺未闻及干、湿性啰音及胸膜摩擦音。心律齐，各瓣膜听诊区未闻及病理性杂音及心包摩擦音。腹部平坦，未见腹壁静脉曲张及胃肠型、蠕动波，全腹无压痛，无反跳痛及肌紧张，麦氏点无压痛，肝脾肋下可触及，肝脾区无叩痛，移动性浊音阴性，肠鸣音正常。双下肢无水肿。

诊疗过程：患者入院后考虑诊断为肺部阴影、胸腔积液、炎症可能性大，予以静脉注射头孢唑肟钠抗感染治疗，对症止咳、化痰治疗。入院后完善相关化验检查：血常规 + C 反应蛋白：WBC 6.14 × 10^9/L，GR% 56.4%，HGB 125 g/L，CRP 5 mg/L。

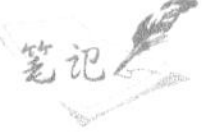

ESR 25 mm/h。血气分析：pH 7.39，PCO_2 60 mmHg，$PO_2$64 mmHg，SO_2 95.20%，HCO_3^- 19.8 mmol/L，SBE －5.60 mmol/L。肿瘤标志物：CA125 372.20 U/mL。肺炎支原体抗体测定 1：320 阳性。肺功能：阻塞性通气功能障碍一秒率（FEV_1/FVC）66.93%，一秒量占预计值百分比（FEV_1% Pred）67.2%，可逆试验阳性（吸入支气管扩张药物后 FEV_1/FVC 73.32%，FEV_1% Pred 75.4%）。气道阻力增加，残总比增加。弥散功能降低。肺泡弥散占预计值 56.8%，总弥散占预计值 40%。胸部 CT 平扫＋增强（图 26.1）：双肺散在小的无壁、薄壁低密度影，左侧见胸腔积液，左下肺部分膨胀不全，左下肺片状实变影。诊断：两肺弥漫低密度灶，左肺胸腔积液，左下叶膨胀不全。故向家属交代病情，完善 B 超引导下胸腔穿刺，抽取胸腔积液，送检胸腔积液常规提示渗出液、乳糜性。胸腔积液涂片、找结核杆菌、结核分枝杆菌扩增荧光检测、肿瘤标志物、腺苷脱氨酶＋乳酸脱氢酶均未见异常。诊断为肺淋巴管平滑肌瘤病可能性大。向家属交代病情，患者及家属要求出院。

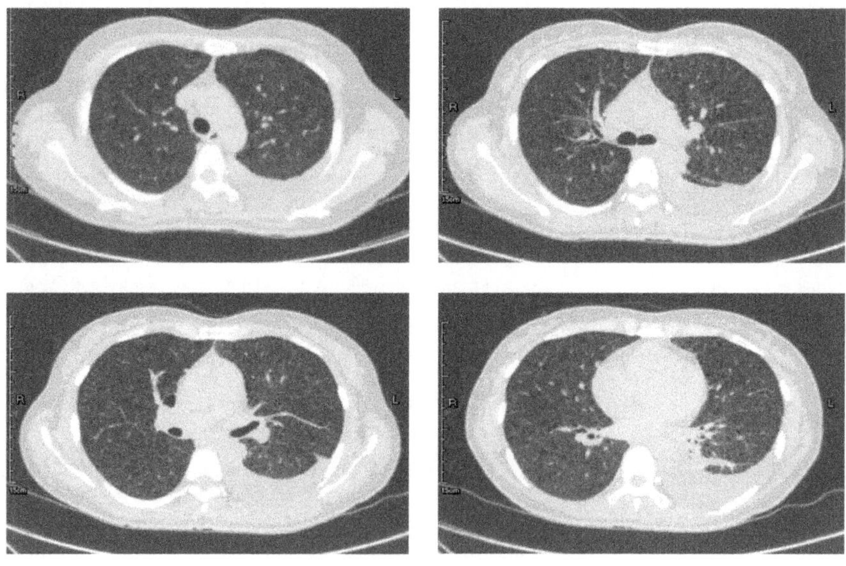

图 26.1　胸部 CT 平扫＋增强

笔记

诊断：肺淋巴管平滑肌瘤病可能性大。

病例分析

治疗难点及注意事项

患者为育龄期女性，咳嗽、咳痰、咯血，胸部 CT 见多发薄壁囊性病变，乳糜胸。故临床诊断为肺淋巴管平滑肌瘤病。肺淋巴管平滑肌瘤病（pulmonary lymphangioleiomyomatosis，PLAM）是一种罕见的多系统疾病，主要受累器官是肺。好发于青年女性，平均发病年龄一般为 35～45 岁。

PLAM 确切的发病机制尚属未知，可能是由功能性 *TSC* 基因缺失引起 PLAM 细胞过度增殖导致。PLAM 的胸部 X 线片及胸部 HRCT 具有特征性的改变。早期胸部 X 线片可无异常改变，晚期出现两肺弥漫分布网状影、网状结节影、囊性变及肺气肿改变等。HRCT 早期即可出现特征性改变，主要表现为弥漫性均匀分布的囊状改变，大部分囊壁 <2 mm，周围为正常肺组织。囊腔直径与疾病程度相关，若病情进展，囊腔可 >5 mm。PLAM 患者最突出的主诉为呼吸困难，除此以外患者的临床表现还包括胸痛、咳嗽、咳痰、咯血等。有超过一半的患者会出现自发性气胸，并有 1/3 的患者出现胸腔积液，并且具有乳糜胸的典型特征，如高甘油三酯、胆固醇、乳糜微粒。本病患者的肺功能大多为阻塞性通气功能障碍及弥散障碍造成的低氧血症，少数可表现为限制性或混合性通气功能障碍。由于平滑肌在支气管、血管、淋巴管周围的异常增生，造成气道阻塞；肺间质平滑肌增生，造成弥散功能障碍，通气血流比例失调，出现低氧血症。对于胸部 CT 上发现了肺囊性疾病的疑似 PLAM 患者，最新研究表明可以检测血管内皮生长因子 – D

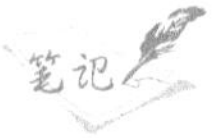

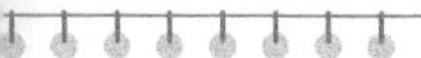

（vascular endothelial growth factor－D，VEGF－D）来协助确诊。早期用来确诊 PLAM 的金标准是外科肺活检。然而，随着研究的深入并非所有的患者都必须通过外科肺活检，通过侵入性低的方法往往也能做出可靠的诊断。

肺淋巴管平滑肌瘤病呈低度恶性，晚期常常死于呼吸衰竭，但其中位生存期自疾病诊断之日起为 8～10 年。因此，对该病应早期诊断并积极干预。目前，该病的治疗方法仍在研究中，肺移植是目前唯一确切改善预后的治疗方法。

病例点评

1. 育龄期女性患者出现进行性加重的呼吸困难，并发乳糜胸、气胸，需要临床医师提高对这些特征的识别，尽快完善胸部 HRCT、肺功能等检查，除外肺淋巴管平滑肌瘤病。

2. 本例患者为 36 岁女性，临床表现有胸闷、咯血，胸部 CT 提示双肺散在小的无壁、薄壁低密度灶，左侧见胸腔积液。结合患者血气分析提示低氧血症，肺功能提示阻塞性通气障碍，弥散功能降低，胸腔积液为乳糜性，考虑临床诊断为肺淋巴管平滑肌瘤病。

笔记

肺外系统疾病合并肺部疾病

027 多发性肌炎合并急性间质性肺炎

病历摘要

现病史： 患者，男性，49 岁，主因“咳嗽、咳痰伴发热 20 天”入院。患者 20 天前无明显诱因出现咳嗽，夜晚为著，影响休息。无咳痰、发热、畏寒、寒战，无午后低热、乏力、盗汗，无心悸、胸闷、胸痛、咯血，无头晕、腹痛、腹泻、恶心呕吐。就诊于当地医院，予以对症及抗感染（具体不详）治疗，自诉未见明显好转。1 周前无明显诱因出现咳嗽加重，咳白黏痰，伴发热，体温多

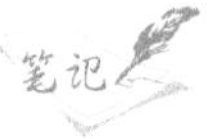

于下午及夜间升高，最高达 38 ℃，无痰中带血，无喘憋等不适。就诊于我院门诊，胸部 X 线检查提示双下肺少许炎症可能，予以抗感染等对症治疗。1 天前复查胸部 X 线片提示双下肺少许炎症可能，对比前片病变增多。病程中伴有肌肉酸痛，颜面部、颈部及双手皮疹。遂收入我科治疗。患者自发病以来，睡眠、精神、食欲欠佳，大小便如常，体重未见明显改变。

既往史：高血压病史，规律用药，控制尚可。否认慢性呼吸系统疾病、冠心病、慢性肾脏疾病病史，否认肝炎、结核等传染病病史。否认毒物及放射物质接触史。否认输血、外伤、手术史。红霉素过敏史。否认吸烟、饮酒史，否认家族相关病史及遗传病病史。

查体：T 35.5 ℃，R 18 次/分，P 71 次/分，BP 130/75 mmHg。神清，精神弱，结膜苍白、巩膜无黄染，颜面部、颈部及双手皮疹。全身浅表淋巴结未触及肿大。口唇无血痂，无牙龈渗血，无肿胀、溢脓，未见口腔溃疡。咽无红肿，双侧扁桃体无肿大。胸廓对称无压痛，双肺触觉语颤正常且对称，双肺叩诊呈清音，双肺呼吸音粗，双肺可闻及少许湿性啰音。心律齐，各瓣膜听诊区未闻及病理性杂音及心包摩擦音。腹部平坦，未见腹壁静脉曲张及胃肠型、蠕动波，全腹无压痛，无反跳痛及肌紧张，麦氏点无压痛，肝脾肋下未触及，肝脾区无叩痛，移动性浊音阴性，肠鸣音正常。双下肢无水肿。

辅助检查：胸部 X 线片（图 27.1）：双下肺可见模糊斑点影，双下肺少许炎症。

诊疗经过：患者为 49 岁男性，既往否认慢性呼吸系统疾病，此次主因咳嗽、咳痰、发热入院，患者入院后完善相关化验检查。

实验室检查：血常规：WBC 5.9×10^9/L，LY% 19.4%，GR% 71%。尿常规：Pro（1 +），BLD（2 +），WBC（1 +）。尿蛋白四

笔记

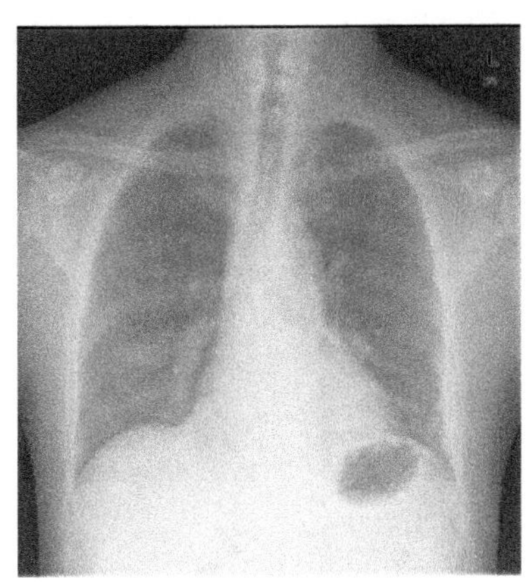

图 27.1　胸部 X 线片

项：微量白蛋白 68.30 mg/dL，α_1－微球蛋白 11.1 mg/dL，转铁蛋白 4.73 mg/dL，免疫球蛋白 IgG 7.02 mg/dL。ESR：32 mm/h。生化：ALB 28.3 g/L，ALT 205 U/L，AST 391 U/L，γ－GT 88 U/L，LDH 499 U/L，CK 1351 U/L，α－HBDH 348 U/L。甲状腺系列：TSH 0.46。ANA：1∶160（均质斑点）；SSA：52 kD；ANCA：阴性。DIC 初筛：APTT 42.30 s，FDP 6.6 μg/mL，D－Dimer 2.0 mg/L。乙肝五项、丙肝、梅毒、艾滋病毒均阴性。肿瘤标志物：CYF211 3.77 ng/mL，NSE 22.83 ng/mL。甲型流感抗体、抗结核抗体、肺炎支原体抗体、肺炎衣原体 IgM 抗体、病毒九项、呼吸道病毒 IgM 九联检均阴性。痰涂片：见到革兰阳性球菌、阴性杆菌和阳性杆菌。痰找真菌：未见真菌。痰找结核：未见结核分枝杆菌。

影像学检查：胸部 CT（图 27.2）示双肺散在分布斑片影，条索影及磨玻璃密度小结节，形态不规则，密度不均匀，右肺尖见一钙化密度影。

结合相关化验检查结果及胸部 CT 表现，首先考虑肺部感染可能性大，给予莫西沙星 0.4 g qd 联合亚胺培南 0.5 g q8h 治疗。4 天后患者自觉症状未见明显好转，并出现喘憋。

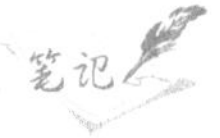

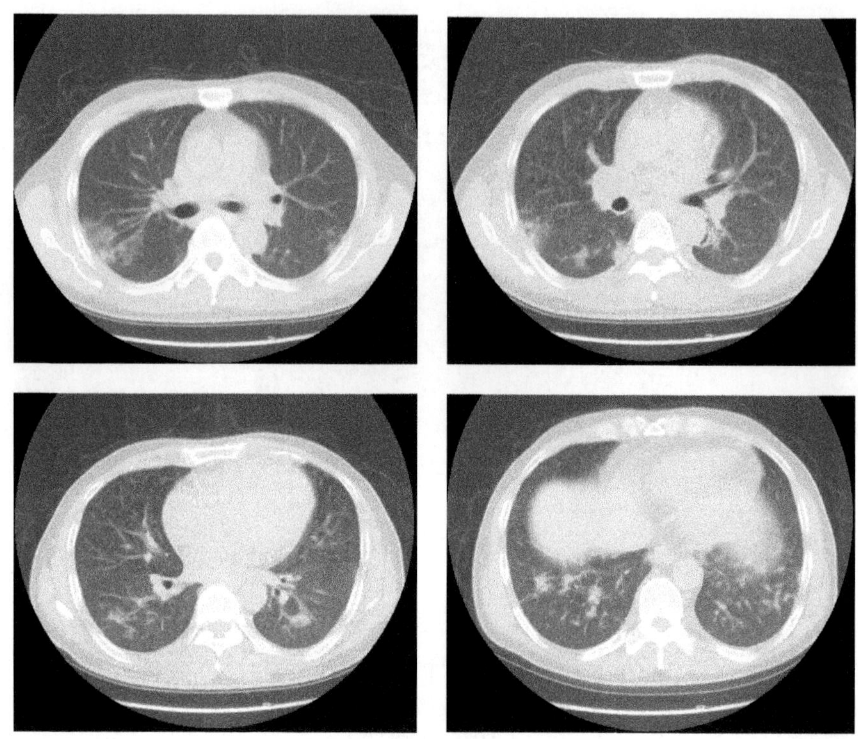

图 27.2　胸部 CT

复查胸部 X 线片（图 27.3）：双肺中下野可见模糊斑点影及片状致密影，病变较前增多。

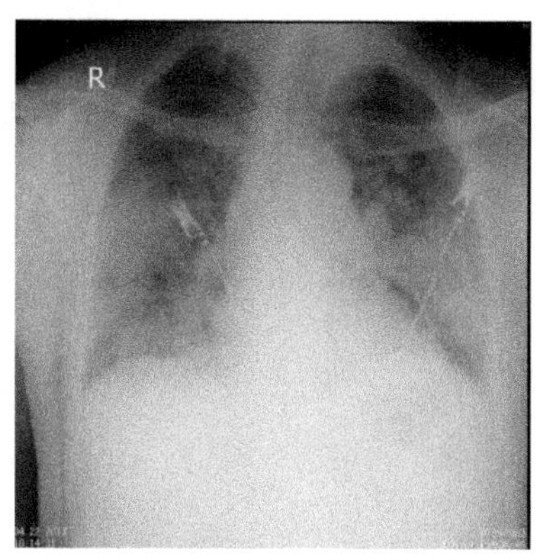

图 27.3　复查胸部 X 线片

患者抗感染治疗效果不佳，复查胸部 X 线片较前明显加重。结合患者发热伴皮疹，风湿免疫指标异常，肌酸激酶增高，故进一步

笔记

完善肌肉活检。

肌肉活检病理回报显示（右侧三角肌）：部分肌纤维萎缩，部分肌纤维肿胀变性，横纹消失，灶状肌膜细胞增生，肌间散在少量淋巴样细胞浸润。

结合患者病理结果考虑肌炎诊断明确。遂给予甲泼尼龙联合环磷酰胺治疗，并监测肌酸肌酶水平（表 27.1）。

表 27.1　甲泼尼龙联合环磷酰胺治疗方案

	第 1 天	第 5 天	第 7 天	第 10 天	第 12 天	第 15 天
甲泼尼龙	240 mg × 4 天	500 mg × 2 天	240 mg × 3 天	200 mg × 2 天	120 mg × 3 天	80 mg × 1 天
CTX		0.4 g × 1 天			0.4 g × 1 天	
LDH	591 U/L	651 U/L	638 U/L	650 U/L	632 U/L	533 U/L
CK	1261 U/L	1021 U/L	1026 U/L	668 U/L	737 U/L	610 U/L

注：LDH，乳酸脱氢酶；CK，肌酸激酶；CTX，环磷酰胺。

但患者症状仍持续加重，故请风湿科会诊，转入风湿科继续治疗。转入风湿科后继续应用激素联合环磷酰胺治疗（表 27.2）。

表 27.2　甲泼尼龙联合环磷酰胺治疗方案（转入风湿科后）

	第 16 天	第 18 天	第 19 天	第 22 天
甲泼尼龙	80 mg ×2 天	80 mg ×1 天 500 mg ×1 天	80 mg ×19 天	
CTX			0.4 g ×1 天	
LDH	591 U/L	650 U/L		536 U/L
CK	1261 U/L	488 U/L		287 U/L

注：LDH，乳酸脱氢酶；CK，肌酸激酶；CTX，环磷酰胺。

但治疗效果不佳，患者症状仍持续加重，复查胸部 X 线片（图 27.4）示双肺病变较前增多。

患者病情仍持续加重，于转入风湿科第 9 天突发喘憋加重，急

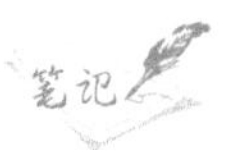

查血气分析提示 PO_2 仅为 31 mmHg，SO_2 61%。急查胸部 X 线片（图 27.5）提示右侧气胸，双肺病变明显增多。

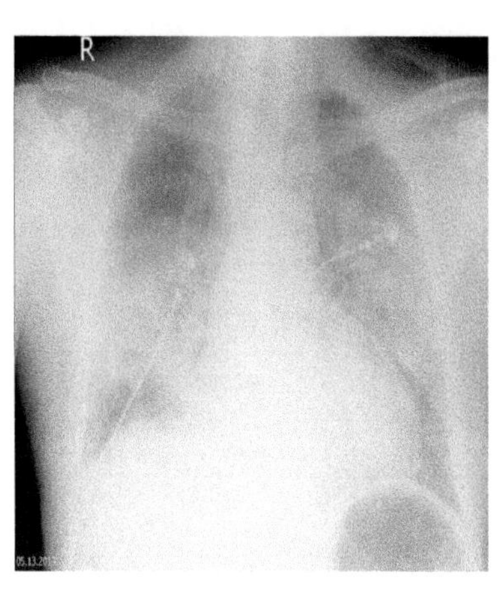

图 27.4　胸部 X 线片（转入风湿科）

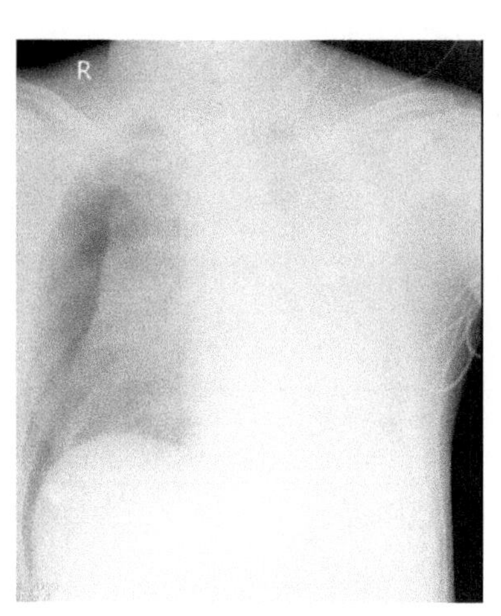

图 27.5　胸部 X 线片（风湿科治疗第 9 天）

患者病情加重，向家属详细交代病情后转入中心 ICU 继续治疗，给予气管插管接呼吸机辅助通气治疗。治疗上给予美罗培南联合伏立康唑抗感染，并给予甲泼尼龙 80 mg qd 抗感染治疗。同时行胸腔闭式引流，并给予持续床旁血滤。

复查胸部 X 线片（图 27.6）：双肺病变较前明显增多。

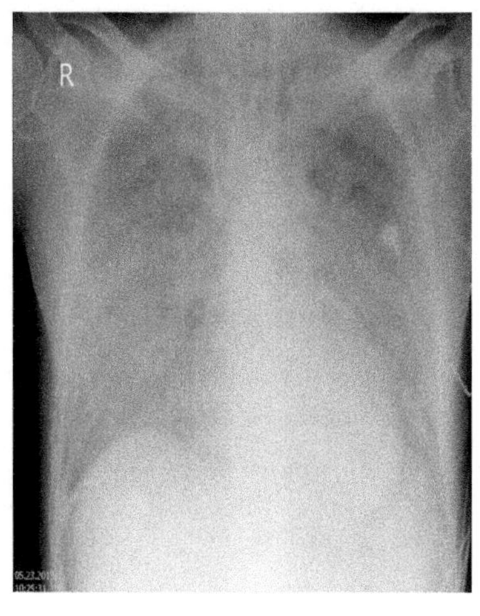

图 27.6　胸部 X 线片（转入中心 ICU 后）

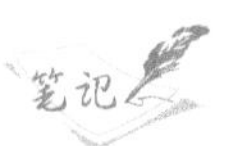

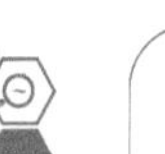

患者肺部病变进展快，虽经积极治疗，但患者病情持续加重，最终死亡。

确定诊断：多发性肌炎继发急性间质性肺炎，高血压。

病例分析

患者为49岁男性，急性病程，既往仅有高血压病史，否认其他疾病史。此次患者出现呼吸道感染症状，胸部X线片提示炎症，应用高级抗生素治疗效果不佳，并且出现进行性加重的喘憋症状。患者LDH、CK显著增高，风湿免疫相关指标阳性，故进一步完善肌肉活检，病理结果提示肌炎诊断明确。在我科经过激素冲击及环磷酰胺治疗后患者症状仍进行性加重，遂转至风湿科继续治疗。但患者病情仍进行性加重，并出现严重呼吸衰竭、气胸，故转入重症监护室，给予气管插管接呼吸机辅助通气，并给予抗感染、激素抗炎、持续床旁血滤等积极治疗，但患者肺部病变仍进行性加重，最终抢救无效死亡。

多发性肌炎（polymyositis，PM）是一种以侵犯骨骼肌为主的系统性自身免疫性疾病，该病呼吸系统受累以间质性肺炎最为常见。PM合并间质性肺炎胸部HRCT特点：病变主要位于双下肺，以不规则线状影、牵张性支气管扩张、磨玻璃样影为主要表现，小片实变影也并不少见，蜂窝影并不多见。不过这些基本病变与其他原因所致的间质性肺炎并无区别。多发性肌炎合并间质性肺炎的临床表现分为三型：①急性或亚急性间质性肺炎型：指发现肺损害后1个月内出现严重并迅速进展的呼吸困难，伴进行性低氧血症；②缓慢进展型：多表现为渐进性呼吸困难；③无症状型：指通过胸部X线和肺功能检查发现间质性肺疾病（interstitial lung disease，ILD）而缺乏临床表现或症状。此病例患者的临床表现为急性间质

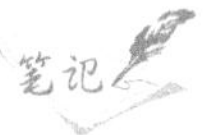

性肺炎表现，而该类急性间质性肺炎的病理特点多为弥漫性肺泡损伤（diffuse alveolar damage，DAD）、肺泡内有透明膜形成、肺泡水肿、灶性出血、累及小叶。

治疗方面暂时还没有统一的治疗方案，尤其是治疗疗程、药物的起始用量、减量方案、维持治疗方案等都没有达成共识。目前，首选的药物还是糖皮质激素，常常需要大剂量泼尼松，1～2 mg/(kg·d)，而对于病情发展迅速、病理提示弥漫性肺泡损害、HRCT 提示渗出明显的患者，可用甲基泼尼松龙冲击治疗（100 mg/d，3 d），继以泼尼松 1～2 mg/(kg·d) 维持，随病情好转逐渐减量。同时联合使用其他免疫抑制剂如环磷酰胺、硫唑嘌呤。但是该病的预后跟许多因素有关，如 LDH、ALT、AST 升高明显、LDH 持续升高及合并纵隔、皮下气肿等。但是最终决定其预后是肺脏病理类型，其中病理表现为 DAD 的患者对于激素及免疫抑制剂的反应差，死亡率很高。本例患者急性起病，进行性加重，胸部影像学提示大片磨玻璃密度影，LDH、ALT、AST 均显著升高，于后期出现气胸，疾病进展速度过快，故未能有条件完善气管镜及有创检查明确病理性质。虽然应用了大剂量激素冲击治疗及免疫抑制剂治疗，但依然无法逆转疾病的进展，最终导致死亡。

病例点评

1. 多发性肌炎合并急性间质性肺炎起病急骤。

2. 诊断过程中因病情危重，无法耐受更深入的检查。

3. 诊疗过程中多次请全员多科室会诊，协助诊治，并辗转于我院多个科室住院治疗。多发性肌炎合并急性间质性肺炎治疗难度大，预后差，死亡率高，在 50% 以上，多发生于起病后 1～2 个月。

笔记

028 以支气管哮喘为表现的 IgG4 相关疾病

病历摘要

现病史： 患者，女性，24 岁，主因“间断咳嗽、咳痰伴喘憋 2 年余，加重伴发热 2 天”收入院。患者 2 年余前无明显诱因出现阵发性咳嗽、咳痰，为黄白痰，不易咳出，伴喘憋，夜间可平卧，无端坐呼吸。无胸痛、咯血，无呼吸困难，无发热及盗汗，无头晕、头痛，无流涕，就诊于我院门诊，完善检查，诊断为“支气管哮喘”，给予布地奈德福莫特罗、硫酸沙丁胺醇治疗，患者症状缓解，而后反复出现上述症状。2 天前患者受凉后再次出现上诉症状加重，咳黄白痰，伴发热，体温最高达 38.6 ℃。就诊于我院急诊，诊断为“支气管哮喘急性发作，肺部感染”，给予静脉滴注依替米星抗感染、二羟丙茶碱平喘、盐酸氨溴索化痰、布地奈德雾化治疗，患者自觉症状稍缓解，遂就诊于我院门诊，为进一步诊治收入院治疗。患者自发病以来，神清，精神好，食欲较差，睡眠好，大小便正常，体重无明显变化。

既往史： 急性肾小球肾炎病史 5 年余，曾服激素治疗，自诉好转，现已停用。发现双前臂及小腿红斑 2 月余，外院诊断为“荨麻疹”，给予外用药（具体不详）对症治疗后好转。否认高血压、心脏病病史，否认糖尿病、脑血管病、精神疾病病史。否认肝炎、结

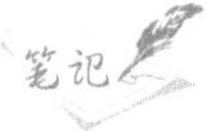

核、疟疾史。手术史：无。过敏史：无。输血史：无。预防接种史：无。传染病史：无。其他系统回顾无特殊。

查体：T 36 ℃，P 116 次/分，R 18 次/分，BP 98/60 mmHg。神清，精神可，自主体位。双眼睑明显水肿，双上臂可见大片红疹，压之可褪色，扁桃体不大。双肺呼吸音粗，可闻及少量散在细湿性啰音及广泛哮鸣音，心律齐，未闻及额外心音及异常心音，未闻及心包摩擦音。腹软，无压痛、反跳痛，肝脾肋下未触及，肠鸣音4 次/分，双下肢未见明显水肿。

辅助检查：患者为 24 岁女性，既往支气管哮喘诊断明确，此次受凉后出现咳嗽、咳痰、喘憋加重，入院考虑诊断为支气管哮喘急性发作、肺部感染。入院后急查相关化验检查：血常规 + C 反应蛋白：WBC 7.39 $\times 10^9$/L，GR% 62.9%，RBC 4.31 $\times 10^{12}$/L，HGB 126 g/L，PLT 245 $\times 10^9$/L，CRP 12.17 mg/L。生化 P2 + P3：ALT 185 U/L，AST 164.2 U/L，ALB 34.6 g/L，TBIL 18.29 μmol/L，DBIL 13.52 μmol/L。血气分析 + 离子分析：pH 7.362，PO_2 57.70 mmHg，PCO_2 38.20 mmHg，SO_2 90.40%，K^+ 2.73 mmol/L。治疗上给予低流量吸氧、左氧氟沙星抗感染、二羟丙茶碱平喘、盐酸氨溴索化痰、布地奈德 + 异丙托溴铵雾化吸入、甲泼尼龙抗炎、还原性谷胱甘肽保肝、氯化钾补钾等对症治疗。呼吸道病原学相关化验检查：肺炎支原体抗体测定：1∶40 阳性。普通细菌涂片及染色：涂片见到革兰阳性球菌。抗结核抗体、结核感染 T 淋巴细胞检测、痰找结核菌、霉菌均为阴性。完善胸部 CT（图 28.1）：右肺中叶内侧段、下叶前外基底段见大量斑片状磨玻璃密度结节影，部分沿支气管血管束分布，呈树芽征表现。右肺中叶外侧段、左肺上叶下舌段可见少许片状肺组织实变影及条索影，两肺支气管管壁增厚。双侧腋

窝、肺门及纵隔内见多发增大淋巴结，最大短径为 1.25 cm。胰腺尾部密度不均，性质待定，建议腹部检查。

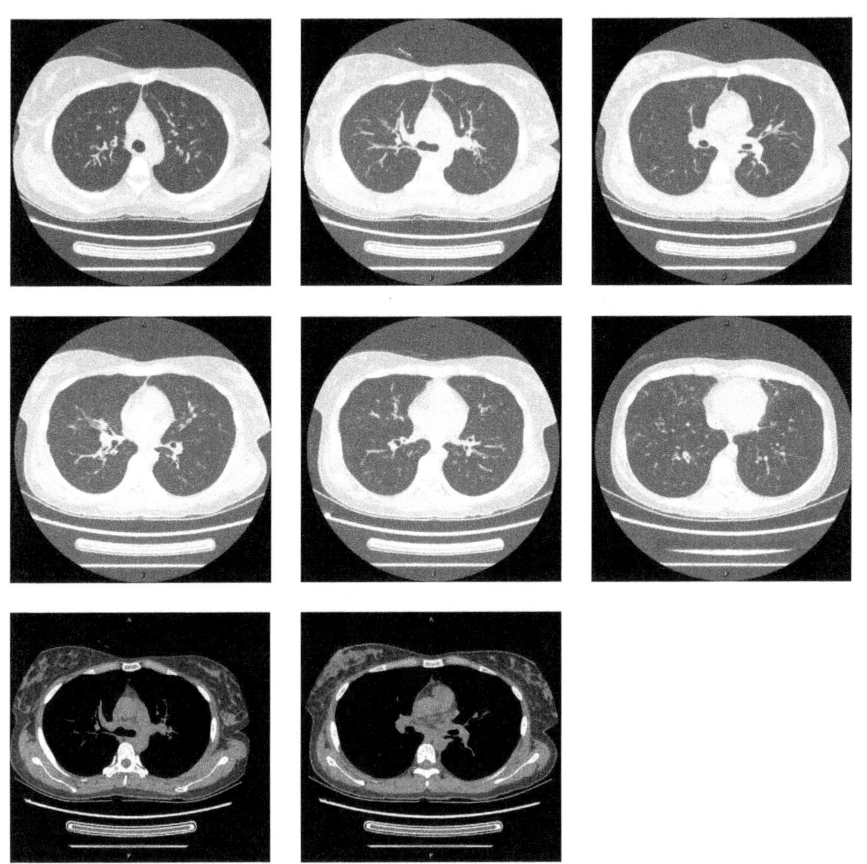

图 28.1 入院胸部 CT

患者纵隔多发淋巴结肿大，肺部少许片状肺组织实变影及条索影，故完善支气管镜检查（图 28.2）：支气管镜经口进入，见声门活动尚好，气管通畅，黏膜完整，未见瘘口，隆嵴尚锐利。双侧支气管黏膜轻度增厚，支气管内可见黏性分泌物，左右各叶段开口黏膜充血水肿，致开口相对狭窄，余未见异常。左上叶舌段灌入生理盐水 120 mL，回收浑浊液体约 60 mL，送细胞学、找结核菌、细菌培养、TCT、CD4/CD8、细胞计数等检查；左上叶舌段远端刷检，

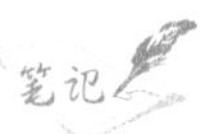

送 TCT；近端黏膜活检。

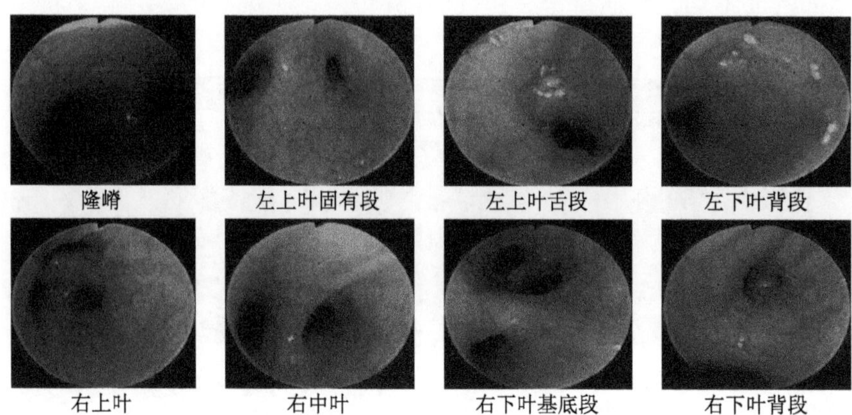

图 28.2　支气管镜下所见

患者双眼睑水肿 1 月余，故完善眼科会诊，会诊建议完善眼眶 MRI 平扫＋增强。入院后血生化检查发现肝功能异常，CT 报告可疑胰腺密度不均，既往否认慢性肝病病史，故请肝病科会诊协助诊治。肝病科医师仔细询问病史、查体后诊断：胆汁淤积症，原发性胆汁性胆管炎？支气管哮喘。建议完善风湿免疫相关化验检查，除外自身免疫性疾病，并完善腹部及五官 MRI，并调整利胆保肝药物为熊去氧胆酸胶囊 250 mg tid po、多烯磷脂酰胆碱胶囊 2 粒 tid po，并且密切监测患者肝功能情况。遵循会诊意见，完善患者风湿免疫相关化验检查：间接免疫荧光法 ANA＋1：80（斑点）。酶免法 dsDNA 33.74 IU/mL。IgG 1920.0 mg/dL。RF 21.6 kIU/L。ENA、ANCA、抗线粒体抗体均阴性。患者风湿免疫指标异常，故请风湿科会诊，风湿科建议完善全身 PET/CT 了解患者全身病变情况，暂无特殊药物处理。但患者拒绝行上述检查。治疗 1 周后，患者呼吸系统症状较前明显好转。复查血生化：ALT 65 U/L，AST 33.8 U/L，ALB 28.1 g/L，TBIL 11.55 μmol/L，DBIL 4.62 μmol/L，K^+ 3.96 mmol/L。

笔记

完善眼眶 MRI（图 28.3）：双侧眼球略突出，形态、信号未见异常；玻璃体信号均匀；晶状体形态、信号未见异常。双侧泪腺前移，泪腺增大，信号尚均匀，增强后均匀强化。双侧额窦、蝶窦、筛窦、上颌窦见异常信号影，增强后黏膜强化。考虑诊断为：双侧泪腺脱垂、泪腺增大，IgG4 相关病变待除外，建议免疫学检查；双侧眼球突出；全组副鼻窦炎。

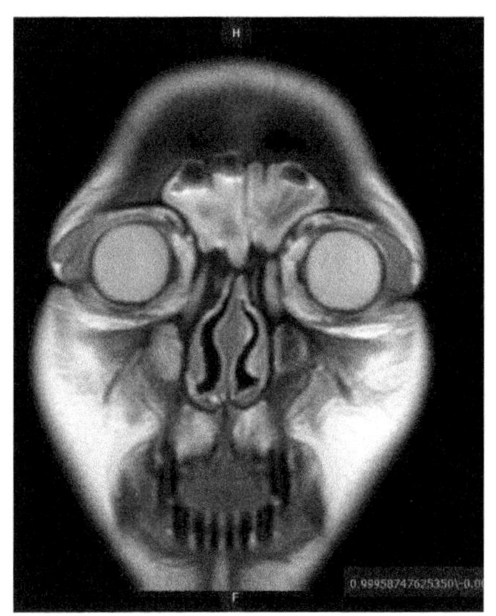

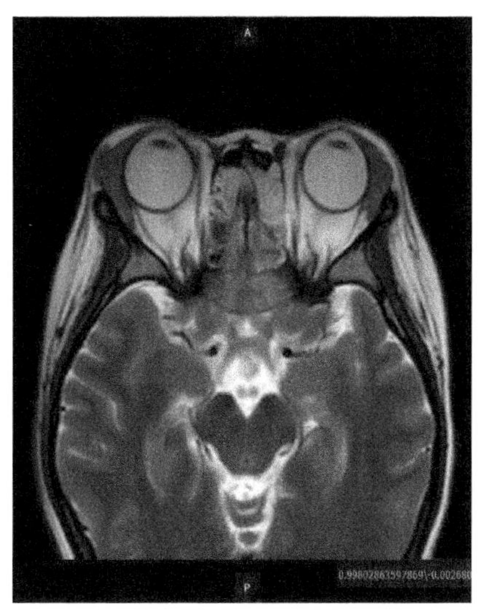

图 28.3　眼眶 MRI

腹部 MRI（图 28.4）：肝内胆管轻度扩张，胆总管管壁增厚，增强后可见强化，胆总管胰腺段管壁狭窄；胆囊不大，壁稍厚，腔可见充盈缺损，与胆汁呈分层状改变。胰腺体积明显增大，T_1WI 胰腺信号不均匀减低，T_2WI 信号不均匀增高，以体尾部为著，周围似见包鞘，增强后胰腺不均匀强化，局部可见明显延迟强化；胰腺尾部局部可见类圆形异常信号灶，T_1WI 及 T_2WI 显示欠清，增强动脉期病灶明显强化，直径约为 1.1 cm，强化程度与脾脏相仿。胰腺尾部另可见小囊状异常信号灶，FS－T_2WI 呈高信号，T_1WI 呈低

笔记

信号，增强后未见明显强化。脾静脉局部显示欠清，脾门周围见迂曲扩张血管影。胰管无扩张。脾门周围见稍大淋巴结，大者短径约为1.1 cm。诊断意见：胰腺肿大伴信号异常，考虑IgG4相关性胰腺炎可能；腹膜后多发增大淋巴结。

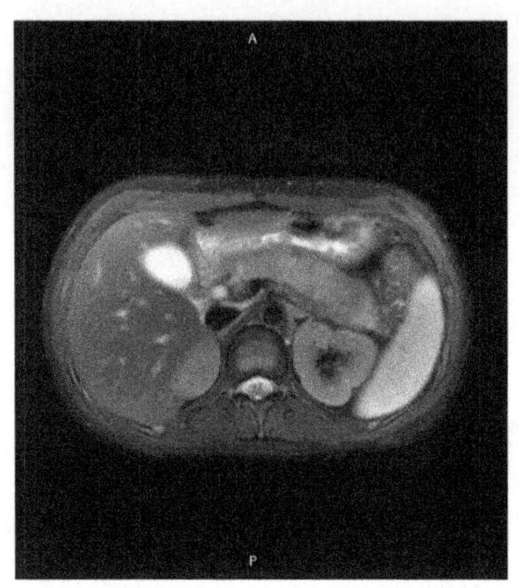

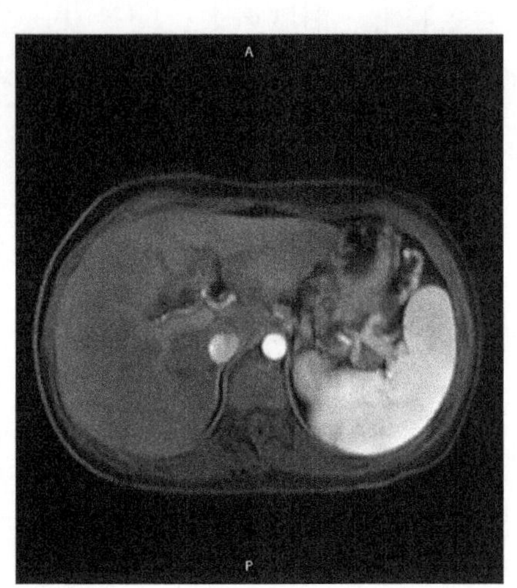

图28.4 腹部MRI

结合患者多项化验检查结果临床不能除外IgG4相关疾病，故完善血IgG亚型测定：IgG4 12.9 g/L。患者周身多发淋巴结肿大，为明确诊断，完善右侧颈部淋巴结穿刺术。术后病理诊断：（右侧颈部淋巴结穿刺）灰白色穿刺组织2条，长为0.3～0.5 cm，直径为0.1 cm。免疫组化结果：CD3（部分+），CD20（部分+），CD21（FDC网+），CD10（-），Ki-67（15%+），Bcl-2（部分+），Bcl-6（-），CD38（部分+），IgG（+），IgG4（+）。故诊断IgG4相关性疾病，治疗上给予甲泼尼龙40 mg口服对症治疗，目前密切随访中。

主要诊断：IgG4相关性疾病，支气管哮喘急性发作，细菌性肺炎，肺炎支原体肺炎，Ⅰ型呼吸衰竭。

笔记

病例分析

患者为 24 岁女性，既往支气管哮喘、肾小球肾炎、荨麻疹病史，此次入院以支气管哮喘急性加重收入院，入院后给予抗感染、平喘化痰、抗炎症反应等对症治疗后，呼吸系统症状好转，但患者入院化验检查提示多发淋巴结肿大，肝功能异常，泪腺、胰腺肿大，副鼻窦炎、胆管扩张等多脏器形态功能异常，完善风湿免疫相关检查及淋巴结病理活检免疫组化示 IgG（+）、IgG4（+），最终考虑诊断为 IgG4 相关性疾病可能性大。

IgG4 相关性疾病（Immunoglobulin G4 - related disease，IgG4 - RD）是一类慢性、进行性炎症伴纤维化和硬化的疾病，主要特征为患者血清 IgG4 水平升高，病变器官组织 IgG4 + 浆细胞浸润伴席纹状纤维化和（或）闭塞性静脉炎。

临床表现为受累器官组织肿块或弥漫性肿大。IgG4 - RD 可累及几乎全身所有器官和组织，绝大多数患者为多器官受累，文献报道受累器官≥3 个的患者比例高达 74%，接近半数患者有过敏史，发热等全身症状罕见，不足 5%。男性和女性患者临床表现不同，女性患者浅表器官如泪腺、唾液腺和甲状腺受累更多见，过敏比例更高，而男性患者内脏器官如胰腺、胆道受累、腹膜后纤维化更多见，因此男性患者病情较女性偏重。该例患者有支气管哮喘、荨麻疹病史，提示存在高敏状态。此次发病累及了泪腺、鼻窦、胰腺、胆管。泪腺受累的患者常伴发眼外肌炎症和增粗，而伴有泪腺和唾液腺受累的患者发生过敏的可能性更高，且会有更高的比例出现鼻窦炎。消化系统受累常见自身免疫性胰腺炎、硬化性胆管炎，临床

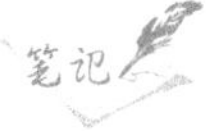

可出现腹痛、腹胀、消化不良、黄疸等，部分患者胰腺功能受损，严重者可出现糖尿病。影像学检查对胰腺和胆道受累的诊断非常重要，典型表现为胰腺弥漫性（腊肠样）或局灶性肿大，胆囊或胆总管壁增厚，胆管或胰管狭窄或扩张。

IgG4 - RD 特征性化验室检查为血清 IgG4 水平升高，超声检查可用于评价浅表腺体和淋巴结病变。CT 检查可用于多个腺体或器官病变的评估。MRI 对于软组织炎症检查的敏感性高于 CT，磁共振胆胰管造影（MRCP）用于胆道受累的检查。PET/CT 可用于评价全身器官受累情况、病变活动性，比超声、CT 检查更敏感，且有助于发现临床无症状脏器受累。

组织病理学检查是诊断 IgG4 - RD 的关键。IgG4 - RD 典型病理特征为：大量淋巴细胞和浆细胞浸润，IgG4 + 浆细胞 > 10 个/高倍视野，IgG4 +/IgG + 浆细胞比例 > 40%；轮辐状或席纹状纤维化；闭塞性静脉炎。部分患者可见嗜酸性粒细胞浸润和管腔未闭塞的静脉炎。

病例点评

1. IgG4 相关性疾病是一项累及多系统的自身免疫性疾病，临床表现多种多样，不具特异性，临床上往往容易漏诊。

2. 诊断标准：①单个或多个器官弥漫性或局限性肿胀团块；②血清 IgG4 > 135 mg/dL；③受累组织病理见明显的淋巴细胞、浆细胞浸润及纤维化，IgG4 + 浆细胞 > 10 个/高倍视野，IgG4 +/IgG + 浆细胞比例 > 40%。符合上述 3 项可确定诊断，符合①和③为疑诊，符合①和②为可能诊断。需要强调的是，即使符合上述诊断标

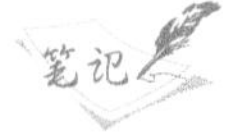

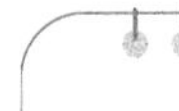

准，也必须除外累及脏器的肿瘤（如癌、淋巴瘤）和类似疾病（如干燥综合征、原发性硬化性胆管炎、Castleman 病、继发性腹膜后纤维化、韦格纳肉芽肿、结节病、变应性肉芽肿性血管炎）后方能确诊。

3. 治疗上目前主要应用糖皮质激素、免疫抑制剂和生物制剂。

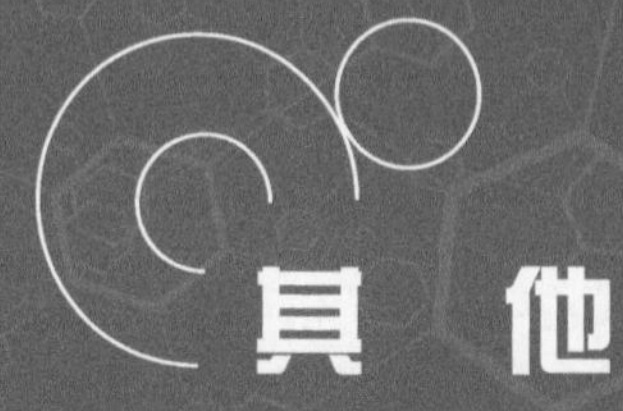

029 肺隔离症

病历摘要

现病史：患者，女性，31 岁，主因“发热伴咳嗽、咳痰 2 个月，发现左下肺占位半个月”收入院。患者 2 个月前无诱因发热，体温最高达 39.5 ℃，口服退烧药后体温可降至正常，反复出现发热。伴咳嗽、咳黄痰，痰量大，偶有咳血。无咽喉痛，无胸痛、胸闷，无尿频、尿急、尿痛，无腹痛腹泻，就诊于我院门诊，先后给予左氧氟沙星、莫西沙星抗感染治疗后，仍间断发热，体

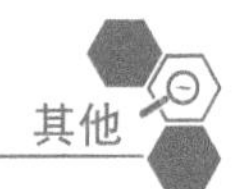

温最高达 39 ℃，自觉咳嗽较前加重，伴咳黄黏痰，不易咳出，完善胸部 CT 提示左肺下叶占位（图 29.1），故为进一步治疗收入院。患者自发病以来，神清，精神欠佳，二便如常，近期体重无明显变化。

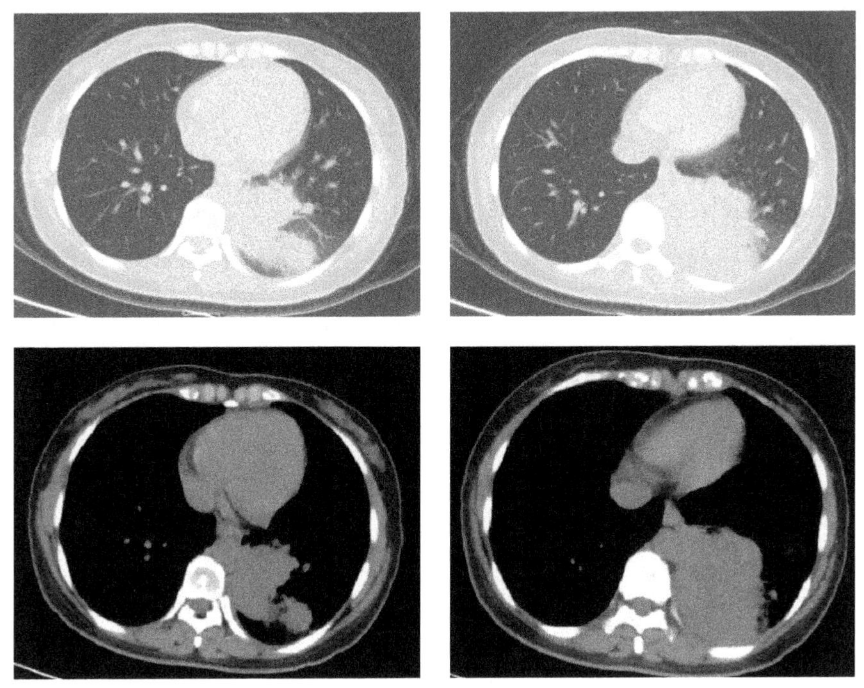

图 29.1 胸部 CT

既往史：自诉自幼患有“支气管扩张”，间断咳嗽、咳痰、咯血。否认高血压、心脏病病史，否认糖尿病、脑血管病、精神疾病病史。否认肝炎、结核、疟疾病史。否认外伤、手术、输血史，否认食物、药物过敏史，预防接种史不详。父亲去世，死于阴茎癌。

入院查体：T 36.5 ℃，P 76 次/分，R 16 次/分，BP 90/60 mmHg。神清状可。全身浅表淋巴结未触及肿大。口唇无发绀。双肺呼吸音稍粗，未闻及干湿性啰音，未闻及胸膜摩擦音。心律齐，各瓣膜听诊区未闻及病理性杂音。腹软，无压痛、反跳痛及肌紧张，肝脾肋下未触及，肠鸣音 4 次/分，双下肢无水肿。

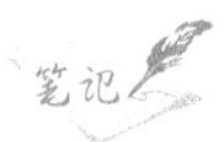

诊疗过程：根据患者病史、症状体征及影像学表现，首先考虑肺部阴影待查，炎症、肿瘤、结核不除外，给予头孢地尼、大蒜肠溶片抗感染及牛黄蛇胆川贝液止咳、标准桃金娘油化痰治疗。

入院后完善相关化验检查，血气分析（入院即刻）：pH 7.45，PCO_2 34.8 mmHg，PO_2 99.6 mmHg，SO_2 98.4%，HCO_3^- 22.7 mmol/L，SBE −0.3 mmol/L。血常规：WBC 5.0×10^9/L，GR% 51.0%，HGB 110 g/L，PLT 382×10^9/L，CRP 32 mg/L。生化：GLU 4.97 mmol/L，Cr 41.7 μmol/L，BUN 2.88 mmol/L，ALB 36 g/L，CHOL 2.72 mmol/L，HDL－C 0.59 mmol/L，LDL－C 1.25 mmol/L，TG 1.57 mmol/L，ALT 24 U/L，ESR 37 mm/h。涂片找结核分枝杆菌：阴性。抗结核抗体试验：阴性。肺炎支原体、肺炎衣原体、病毒七项、军团菌均阴性。肿瘤标志物：CA125 51.2 U/mL，CA19－9 305.97 U/mL。传染病艾滋病＋梅毒＋乙肝＋丙肝均正常。全身 SPECT（图 29.2）：左下肺叶葡萄糖代谢轻度增高影（周围高于中心部分），良性病变可能性大。纵隔多发葡萄糖轻度代谢增高影，考虑淋巴结摄取。肺功能：通气功能正常，气道阻力正常，弥散功能正常。但患者症状缓解不显著，故复查胸部增强 CT（图 29.3）：双侧胸廓对称，左肺下叶内后基底段见团状软组织密度灶，CT 值 32～47 Hu，最大截面 6.4 cm×7.5 cm，其内可见点状钙化，周围可见磨玻璃密度斑片影。静脉注射造影剂后可见胸主动脉发出分支供应病变区域，病灶见不均匀强化，CT 值 32～79 Hu；左下叶内后基底段支气管未见明显显示；气管分支下淋巴结增大；无胸腔积液表现，心影不大。

故考虑诊断肺隔离症，转入胸外科行左下叶切除术。术后病理结果（图 29.4）：切除一叶肺（14 cm×11 cm×6 cm），距支气管断端 2 cm，下叶基底段见一灰白病变区（7 cm×6 cm×7 cm）。镜下：病变区见内支气管及脉管扩张，部分支气管呈慢性炎，周围肺组织

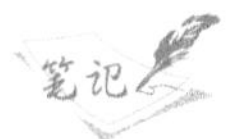

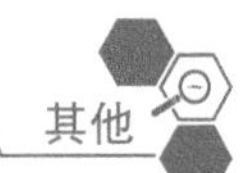

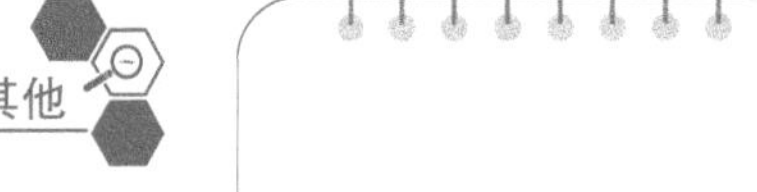

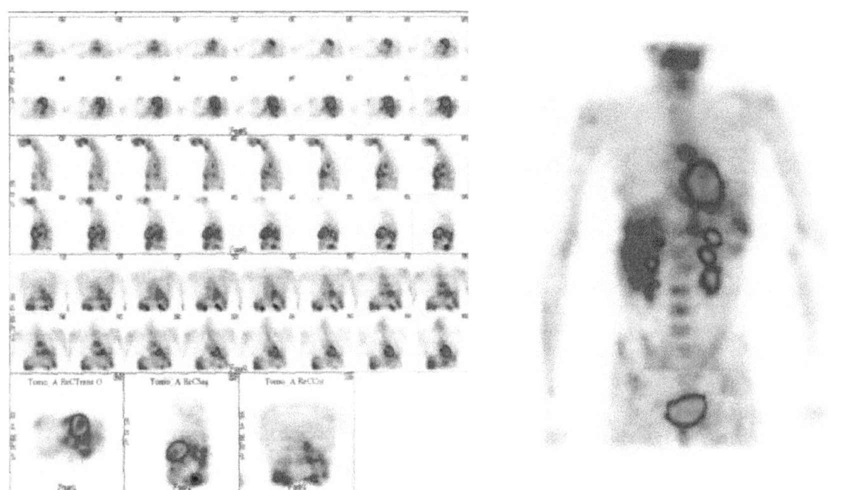

图 29.2　全身 SPECT

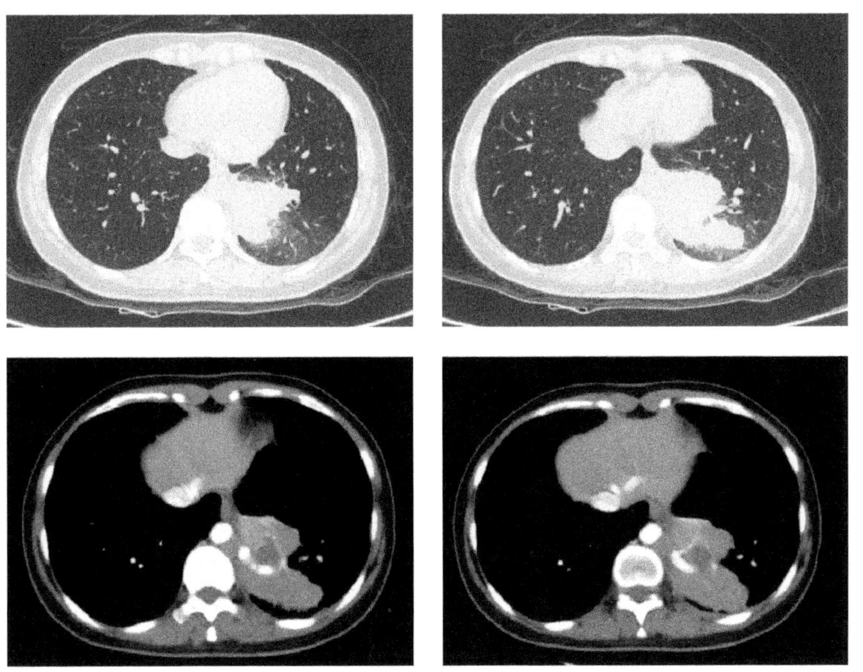

图 29.3　胸部增强 CT

呈急慢性炎伴纤维组织增生。病变符合叶内型肺隔离症，支气管肺淋巴结 10 枚呈反应性增生。其余肺组织内脉管扩张，部分肺萎陷，灶性肺气肿。

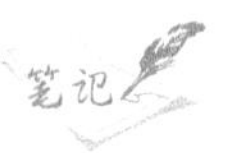

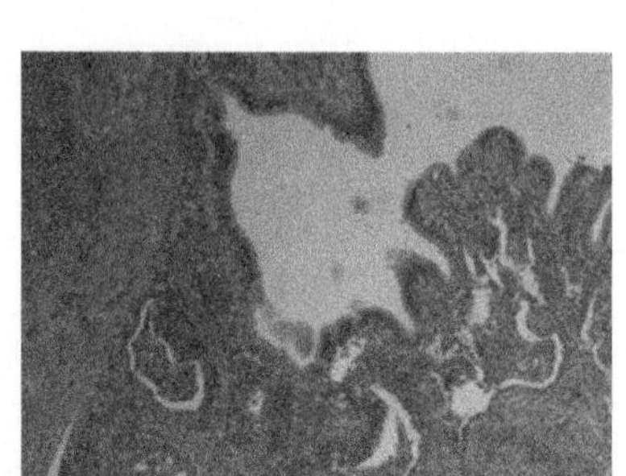

图 29.4　术后病理（×100，HE 染色）

诊断：肺隔离症。

病例分析

治疗难点及注意事项

患者为 31 岁女性，主因发热伴咳嗽、咳痰，发现肺部占位收入院，应用多种抗感染药物治疗后效果欠佳，患者自幼体弱，自诉支气管扩张病史，父亲肿瘤病史，入院化验检查血常规提示轻度贫血，C 反应蛋白增高，血气分析未见明显异常，肝肾功能均在正常范围内，肿瘤标志物增高，CA19－9 为著，颈部淋巴结增大，种种临床体征及化验检查均指向不除外恶性肿瘤。完善胸部增强 CT 提示胸主动脉发出分支供应病灶，故诊断肺隔离症明确。

肺隔离症属于先天性肺发育异常，好发于双肺下叶，并以左肺下叶最为常见，肺隔离症分为叶内型及叶外型。发育异常的肺组织一起被包入毗邻的正常肺内，即为叶内型肺隔离症。如与毗邻的肺分开生长、有自身独立的胸膜包裹，即为叶外型肺隔离症。临床上的肺隔离症误诊率很高，肺隔离症的症状多为隔离肺的感染症状，如咳嗽、咳脓痰、咯血和发热，病史较长，症状反复，常不易与肺内其他感染鉴别。有研究表明反复发生的下叶肺炎应当考虑叶内型

笔记

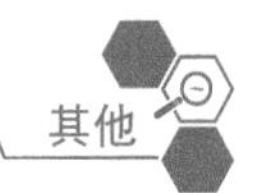

肺隔离症。胸部增强 CT 是诊断肺隔离症的主要诊断手段，能够显示病变与周围组织的关系，并能显示异常供血的血管。肺部阴影多位于左下肺，其影像学特点为病变恒定性，病变内有异常的动脉供血，病变多为囊性肿块。

肺隔离症的治疗原则是手术切除，其目的在于切除感染灶，消除隔离肺中左向右分流，预防病变部位的远期感染和癌变。

病例点评

1. 肺隔离症属于少见的先天性肺发育畸形的疾病，其发生率极低，临床罕见。

2. 临床症状不典型，不易与肺内其他病变相鉴别。

3. 胸部增强 CT 为最主要的诊断手段。手术彻底切除为其主要的治疗方式。

030 急性肺栓塞

病历摘要

现病史： 患者，男性，32 岁，主因“胸闷 8 天，加重伴胸痛、发热 6 天”入院。患者 8 天前无明显诱因出现胸闷、气短，无胸痛、发热、咳嗽、咳痰、咯血等不适，未予以重视。6 天前患者自觉体温升高，无畏寒、寒战，胸闷较前加重，伴左侧胸痛及后背痛，就诊于我院急诊，体温 37.8 ℃，无畏寒、寒战，完善血常规

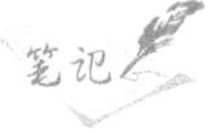

提示 WBC 15.23 ×10^9/L，GR% 80.1%，CRP 106 mg/L。完善胸部X线片（图30.1）提示左侧肋膈角模糊，炎症？胸腔积液？胸膜病变？必要时进一步检查。考虑肺炎、胸膜炎，给予莫西沙星 0.4 g qd 抗感染治疗 3 天，并给予布洛芬缓释胶囊止痛治疗，但患者仍发热，体温最高 37.8 ℃，多为午后出现，伴有盗汗，胸闷、气短及胸痛症状未缓解。患者自行服用头孢类抗生素（具体不详）抗感染治疗 2 天，上述症状稍好转。昨日就诊于我院呼吸科门诊，完善胸部超声提示左侧胸腔积液，深约 1.2 cm。复查血常规提示：WBC 11.96 ×10^9/L，GR% 69.6%，CRP 120 mg/L。现为进一步诊治收入我科。自发病以来，神清、精神可，饮食欠佳，睡眠欠佳，二便正常，体重较前下降 6 kg。

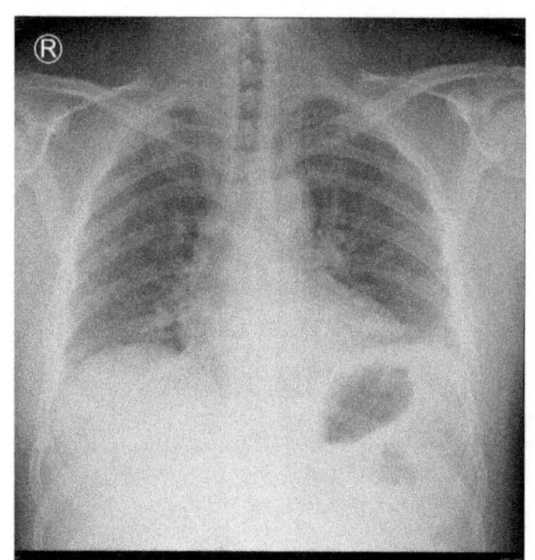

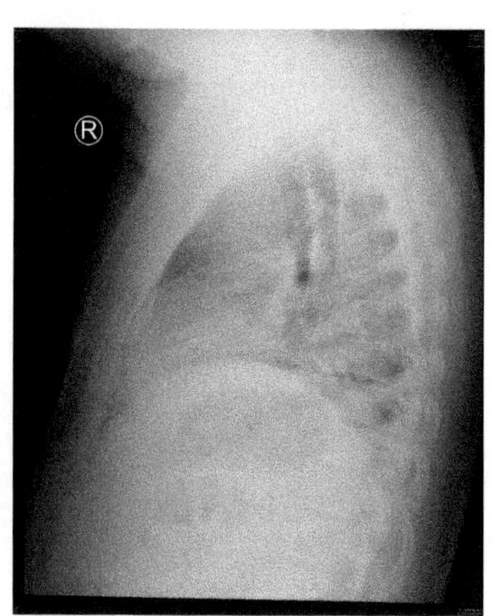

图 30.1　胸部 X 线片

既往史：过敏性鼻炎 10 余年，未规律服药。否认高血压、心脏病、糖尿病、脑血管病、精神疾病病史。否认肝炎、结核、疟疾史。否认手术、外伤、输血史，否认食物、药物过敏史。预防接种史不详。其他系统回顾无特殊。否认吸烟史，偶饮酒。

查体：T 36.7 ℃，R 20 次/分，P 85 次/分，BP 130/88 mmHg。

笔记

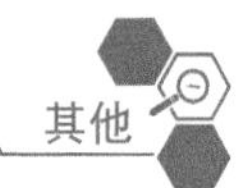

BMI 30.8 kg/m^2。神清，一般情况可。全身浅表淋巴结未触及肿大，双肺呼吸音粗，左下肺呼吸音低，未闻及明显干、湿性啰音，未闻及胸膜摩擦音。心律齐，心音正常，未闻及额外心音，各瓣膜听诊区未闻及心脏杂音，未闻及心包摩擦音。腹壁柔软，无压痛、反跳痛、肌紧张，未触及包块。肝脾未触及。双下肢无水肿。

患者为32岁男性，急性病程，隐匿起病，主要症状表现为胸闷、胸痛伴发热，血常规白细胞计数、中性粒细胞百分比、CRP升高，胸部X线片提示左肺炎症可能、胸腔积液不除外。故入院诊断考虑为肺部感染、胸膜炎、胸腔积液。患者起病隐匿，考虑结核性胸膜炎不除外。治疗上给予头孢他啶2 g bid静脉滴注抗感染、孟鲁司特钠10 mg qn口服降低气道高反应性，以及化痰等对症治疗。并进一步完善相关检查，明确诊断。

辅助检查：血气分析（未吸氧）：pH 7.435，PCO_2 34.70 mmHg，PO_2 58.00 mmHg，SO_2 94.90%，HCO_3^- 22.8 mmol/L，SBE －1.60 mmol/L。血常规：WBC 8.94×10^9/L，GR% 70.2%，HGB 146 g/L，PLT 285×10^9/L，CRP 108 mg/L。ESR 85 mm/h。DIC初筛：PT(A) 72.70%，AT－Ⅲ 125.7%，Fbg 9.32 g/L，FDP 7.10 mg/L，D－Dimer 2.00 mg/L。TNT＋NT－proBNP：TnT＜0.010 ng/mL，NT－proBNP ＜70 ng/L。血生化：ALT 125 U/L，AST 56.1 U/L，ALP 194 U/L，GGT 362 U/L，CHOL 6.55 mmol/L，HDL－C 0.95 mmol/L，LDL－C 4.22 mmol/L，Cr 74.3 μmol/L，h－CRP 32.93 mg/L。PCT 0.16 ng/mL。肿瘤标志物阴性。呼吸道IgM九联检：肺炎支原体IgM抗体阳性。痰培养：正常菌群。痰找结核菌（3次）：阴性。抗结核抗体、结核感染T细胞检测均阴性。

腹部超声：重度脂肪肝。

考虑患者存在胸闷、胸痛，入院当天查D－Dimer升高、血气

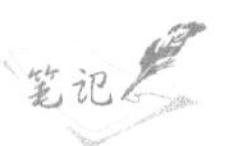

分析提示Ⅰ型呼吸衰竭，需明确有无急性肺栓塞可能，遂进一步完善胸部增强CT。同时患者转氨酶升高，给予保肝治疗同时完善相关检查，明确诊断。患者肺炎支原体IgM抗体阳性，提示肺部存在肺炎支原体现症感染，故将抗感染药物调整为莫西沙星0.4 g qd 静脉滴注。

胸部CT（图30.2）：①左下肺动脉干及分支急性肺栓塞；②左肺下叶实变，肺梗死不除外；③双肺多发索条影，膨胀不全可能性大；④左侧胸腔积液。

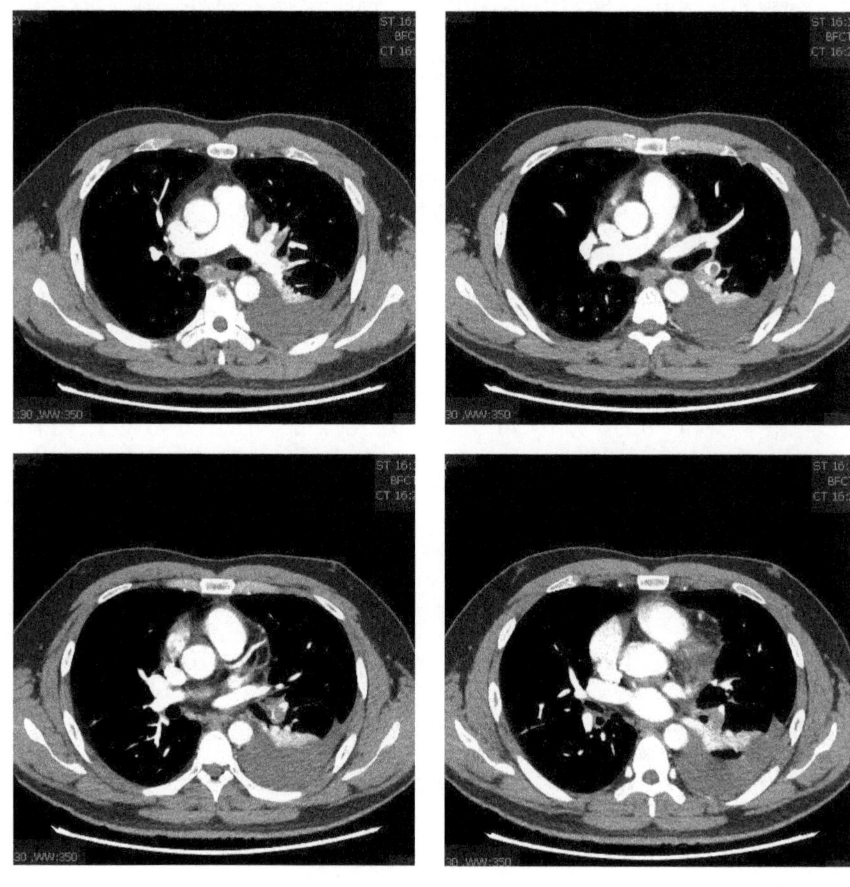

图30.2　胸部CT

考虑患者急性肺栓塞诊断明确，向患者及家属详细交代病情，给予严格卧床、吸氧、持续心电监护。治疗上，给予依诺肝素钠

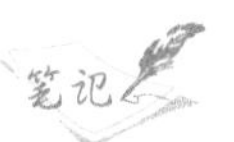

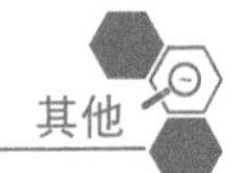

0.6 mL q12h 皮下注射联合华法林 3 mg qn 口服抗凝治疗，检测 INR 水平，调整华法林剂量。同时进一步完善双下肢静脉超声、髂静脉超声以明确有无深静脉血栓形成；完善超声心动图检查，明确有无肺动脉高压。

双下肢静脉超声：双下肢静脉血流通畅。髂静脉超声：双侧髂总、髂外静脉血流通畅。

超声心动图：各房室内径正常，左室射血分数正常，各瓣膜无异常，室壁不厚，室壁运动协调。肺动脉内径正常。

华法林与低分子肝素重叠治疗 3 天时复查 INR 1.30，将华法林剂量增加至 4.5 mg qn，继续联合低分子肝素抗凝治疗。

低分子肝素与华法林重叠治疗第 5 天时复查 INR 1.960，第 6 天时复查 INR 2.37，遂停用低分子肝素。

经规范抗凝治疗 1 周，患者胸闷、胸痛症状缓解。复查血气分析（鼻导管吸氧 2 L/min）：pH 7.417，PCO_2 36.70 mmHg，PO_2 97.20 mmHg，SO_2 98.20%，HCO_3^- 22.6 mmol/L，SBE −1.40 mmol/L。血常规：WBC 6.34×10^9/L，GR% 50.7%，HGB 147 g/L，PLT 302×10^9/L，CRP 2 mg/L。血生化：ALT 91 U/L，AST 40.1 U/L，Cr 75.9 μmol/L。

考虑患者感染控制、胸闷胸痛症状缓解，INR 水平达标，遂嘱出院继续口服药物治疗，规律检测 INR，根据 INR 水平调整华法林剂量。

规律治疗 3 个月后复查胸部增强 CT（图 30.3，对比前片）：①原左下肺动脉内栓子未见显示，仅部分分支可见偏心性充盈缺损；②原左侧胸腔积液及左肺下叶实变未见显示；双肺散在索条影，较前明显减少。

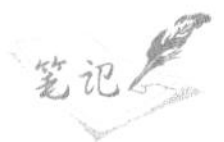

继续口服华法林 3 个月，复查胸部 CT，提示双侧肺动脉主干

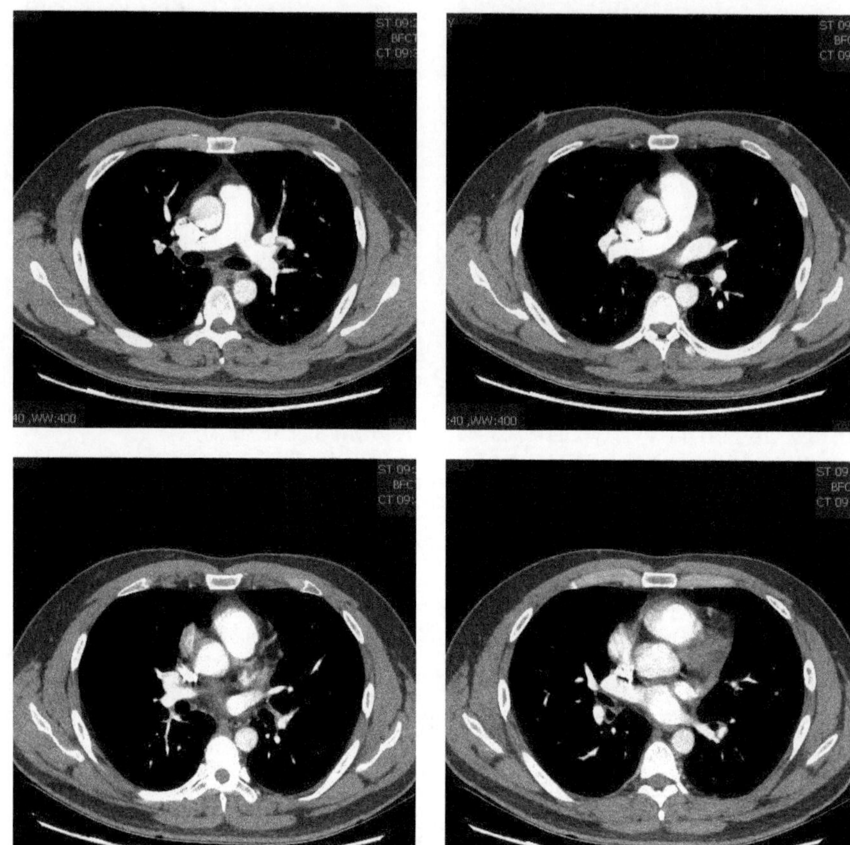

图 30.3　胸部增强 CT（治疗 3 个月后）

及分支血流通畅，未见充盈缺损。停用华法林。

确定诊断：急性肺栓塞，肺炎，过敏性鼻炎，脂肪肝，肝功能异常。

病例分析

患者为 32 岁男性，急性病程，以胸闷、胸痛伴发热为主要表现，查体左下肺呼吸音低，化验提示 CRP 升高、D – Dimer 升高，胸部 CT 提示左下肺动脉干及分支急性肺栓塞，结合患者病史、体

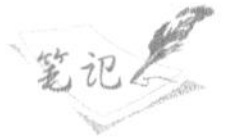

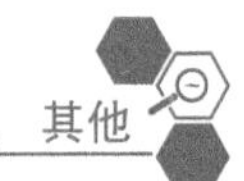

征及辅助检查结果，考虑“急性肺栓塞”诊断明确。患者病程中有发热，血感染指标增高，提示合并肺部感染情况，在抗凝治疗的同时亦需注意给予正规抗感染治疗。

CT 肺动脉造影（computed tomographic pulmonary angiography，CTPA）已经成为肺栓塞诊断的主要方法，对于肺栓塞的诊断，其敏感性为 89%，特异性为 96%。

急性肺栓塞在 CT 上的征象分为直接征象和间接征象（表 30.1）。

表 30.1　急性肺栓塞 CTPA 征象

直接征象	间接征象
栓子部分或完全阻塞肺动脉造成腔内充盈缺损伴或不伴肺动脉扩张	肺出血或梗死
Rim 征（中央充盈缺损，管壁周围有造影剂充盈）	局部肺血流减少
轨道征	肺不张
管腔阻塞	少量胸腔积液

同时，超声检查在肺栓塞诊断中发挥着重要的作用，可通过肢体深静脉超声判断是否存在深静脉血栓，通过超声心动图判断有无肺动脉主干血栓或是否存在右心室功能不全。

当急性肺栓塞致肺动脉高压时，有可能会出现心电图变化，心电图异常包括 $S_{Ⅰ}Q_{Ⅲ}T_{Ⅲ}$ 征，即肢体导联Ⅰ导出现 S 波，Ⅲ导出现 Q 波，Ⅲ导 T 波倒置。另外，还可出现胸前导联 V_1、V_2 的 T 波倒置，严重时 V_4、V_5 导联也可出现 T 波改变。其他的心电图改变包括完全或不完全性右束支传导阻滞、心律失常等。

绝大多数的肺栓塞患者都可能存在疾病的易发因素，危险因素包括年龄与性别、血栓性静脉炎、静脉曲张、心肺疾病、创伤、手术、肿瘤、制动、妊娠和避孕药。其中，慢性心肺疾病是肺血栓栓

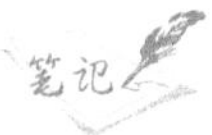

塞的主要危险因素，25%~50%肺栓塞患者同时有心肺疾病。由于肺栓塞的临床表现多样，存在基础疾病时又往往易于混淆肺栓塞的症状，故极易造成漏诊或误诊。临床上应警惕肺栓塞的发生，注意仔细进行鉴别。

肺通气灌注扫描是无创、安全的肺栓塞确诊方法之一。肺栓塞的典型征象是呈肺段或肺叶分布的灌注缺损而与通气显像不匹配。当肺核素现象正常时，可以可靠地排除肺栓塞。

肺栓塞的治疗

1. 一般处理：密切观察患者呼吸循环状态、病情变化，及时对症处理；如果考虑存在栓子脱落风险，需嘱患者卧床，待充分抗凝后再增加活动量；严重胸痛者，可给予止痛药物。

2. 呼吸循环支持治疗：对于存在低氧血症的患者，给予鼻导管吸氧以纠正缺氧状态，若缺氧严重，必要时可给予无创机械通气治疗，严重者行气管插管、呼吸机辅助通气治疗，但应尽量避免行气管切开或其他有创性操作，以免在溶栓时发生大出血；存在低血压或休克的患者，可给予多巴胺或多巴酚丁胺静脉滴注，应避免在短时间内大量输注液体而加重右心功能不全。

3. 抗凝治疗：采用低分子肝素抗凝时需注意按照体重给药，各种低分子肝素剂量之间不是等效的关系，因而要根据各低分子肝素的说明书进行剂量的选择。对于肾功能不全、过度肥胖患者，需要检测抗 Xa 因子活性，据此调整药物剂量。华法林抗凝：一般在使用低分子肝素第 1 天就加用华法林治疗，初始剂量为 3~5 mg，一般在使用华法林的第 3 天开始监测 INR，将 INR 维持在 2.0~3.0。华法林的抗凝强度与 INR 的值有关，当 INR 低于 1.5 时，基本无抗凝作用；而 INR 大于 3 时，抗凝强度不再增加，反而出血的风险明显增加。华法林必须与低分子肝素至少重叠使用 5 天，当连

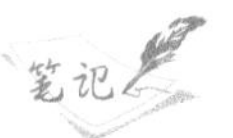

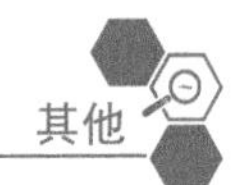

续2天的INR均大于2.0时，可以停用低分子肝素，单纯用华法林抗凝治疗，若抗凝强度稳定，INR的监测可逐渐延长时间，从每周1次到每2周1次，直到每个月1次。抗凝治疗的疗程要根据患者危险因素来决定，如果是暂时性的、可去除的危险因素，可在危险因素去除后继续抗凝治疗3～6个月；如果没有明显的危险因素，应在充分抗凝治疗3个月后评价患者的出血风险和受益情况。如果在抗凝其间没有明显出血的情况，疗程应在1年以上，或终身抗凝治疗；如果患者是再发性肺栓塞，也建议终身抗凝治疗；对于恶性肿瘤患者，应在最初的3～6个月使用低分子肝素抗凝，然后过渡到口服华法林抗凝。

病例点评

1. 肺栓塞的临床表现经常不典型，轻重不一，一般有诱因。肺栓塞的求因很重要，但经常找不到诱因，需要长期追踪。

2. 本病例患者症状不典型、年轻、无其他病史、发现胸腔积液，入院诊断考虑为胸膜炎，因D－二聚体略高行增强CT发现肺栓塞，明确了胸腔积液的来源。

3. 鉴于肺栓塞的临床表现多样，诱因可以不明确，遇到有低氧血症、D－二聚体高的患者，如果没有增强CT禁忌，一定要行胸部增强CT排查肺栓塞。

笔记

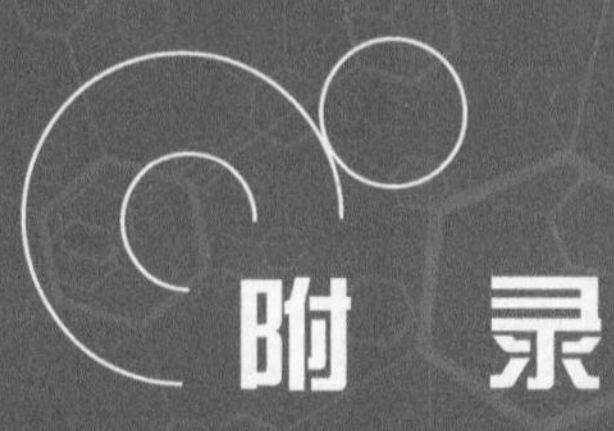

首都医科大学附属北京友谊医院简介

首都医科大学附属北京友谊医院始建于 1952 年，原名为北京苏联红十字医院，是中华人民共和国成立后，由党和政府建立的第一所大型综合性医院。建院初期，毛泽东、周恩来、刘少奇、朱德等老一辈革命家为医院亲笔题词。毛泽东主席特别题词“减少人民的疾病，提高人民的健康水平”。1957 年 3 月，苏联政府将医院正式移交我国政府，周恩来总理来院参加了移交仪式。1970 年，周总理亲自为医院命名为“北京友谊医院”。

目前，首都医科大学附属北京友谊医院已发展为集医疗、教学、科研、预防和保健为一体的北京市属三级甲等综合医院，是首

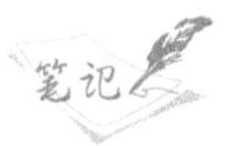

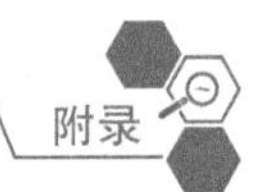

都医科大学第二临床医学院。医院设有西城院区和通州院区，其中西城院区位于首都核心区，通州院区位于城市副中心。

北京友谊医院建设规模为31.07万平方米，其中西城院区建设规模为19.4万平方米，通州院区一期建设规模为11.13万平方米。医院现有职工4400人，其中研究生导师150人，高级专业技术人员623人，国家级和北京市级专业委员会主委、副主委及核心期刊主编、副主编84人。目前两院区共开放床位2300张，年门诊量336万人次，年出院患者9.3万人次。北京友谊医院是北京市首批基本医疗保险A类定点医疗机构，可实现住院患者全国异地医保持卡结算，也是全国最早承担干部保健及外宾医疗任务的医院之一。

医院综合优势明显，专业特色突出，共有临床医技科室54个。消化和泌尿系统疾病诊治，肝、肾移植，肾内血液净化，热带病和寄生虫诊治及中西医结合是医院的专业特色。2014年10月，医院获批成为国家消化系统疾病临床医学研究中心，2018年牵头成立北京市医院管理中心消化内科学科协同发展中心。

近年来，医院的医学科技创新能力显著提升，学科架构日臻完善，支撑平台不断强化，综合优势逐渐凸显。医院拥有国家临床重点专科8个，博士点27个，硕士点31个，国家住院医师规范化培训专业基地17个，国家专科医师规范化培训试点基地4个，“扬帆”重点专业7个，北京市重点实验室4个，北京市研究所4个，医学转化中心1个，还拥有支撑临床研究发展的国际标准化临床研究质控平台、ISO 9001认证生物样本库和多中心互认医学伦理平台与研究型病房。医院与海外院校长期保持学术交流合作，接待国外专家学者短期交流及留学生来院参观见习。自2005年起，北京市李桓英医学基金会已资助北京市14批次共231名中青年科技人才出国前往世界一流科研院所学习深造。

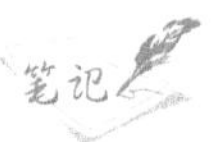

2012 年 7 月 1 日，北京友谊医院作为全国和北京市医药卫生改革综合试点单位，率先实现“两个分开、三个机制”的改革试点。2016 年 4 月，受北京市政府和平谷区卫计委的委托，北京友谊医院对平谷区医院以“区办市管”为模式进行管理。2019 年 7 月，北京友谊医院顺义院区主体建设项目开工建设。同年 12 月，通州院区二期工程开工建设。医院先后于 2017 年 4 月 8 日和 2019 年 6 月 15 日启动了医药分开综合改革和医耗联动综合改革，坚持“医疗改革与提升医疗技术质量相结合，与改善患者就医感受相结合”。

多年来，北京友谊医院党委坚持以习近平新时代中国特色社会主义思想为指导，带领全院干部职工在推进医疗改革、改善医疗服务、提升医疗质量、创新驱动发展、落实非首都功能疏解和京津冀协同发展等方面，大胆改革，锐意进取，扎实工作，整体社会评价在全市及全国医院中名列前茅。北京友谊医院在 2018 年度全国三级公立医院绩效考核中评价等级 A +，在参评的全国 2398 家公立医院中排名第 19。在北京市医疗服务能力管理综合排名和北京市属三甲医院绩效考核中，北京友谊医院连续多年位居前三甲，医院消化内科、普外科在全市重点专科排名中位列第一。医院曾先后两次被授予全国先进基层党组织，曾获全国“三八”红旗集体、全国模范职工之家、中国质量奖提名奖、首都劳动奖章等荣誉，多次被授予首都文明单位标兵等光荣称号。

建院以来，北京友谊医院得到了党和国家领导人及各级党委政府的关怀。在市委市政府、市卫生健康委和市医院管理中心的领导下，医院坚持“全心全意为患者服务”的宗旨，弘扬“仁爱博精”的院训精神，建立现代医院管理制度，坚持党委领导下的院长负责制，努力实现患者信任、职工幸福、医院发展、党和政府放心。未来，医院将以国家消化学科群为战略学科，整合现有国家临床重点

笔记

专科项目、传统特色学科、有发展潜能的优势学科，发挥医院综合实力，创新驱动发展，努力把医院建设成为国家级医学中心，形成职工共同追求的友谊梦，为首都医药卫生事业的发展做出新的更大的贡献。

首都医科大学附属北京友谊医院呼吸内科简介

首都医科大学附属北京友谊医院呼吸专业组始建于 1972 年，于 1994 年正式成立呼吸内科（以下简称“我科”），经过近几十年的发展，已建立一支医德高尚、技术精良的医护队伍。目前我科有西城、通州及顺义三个病区，开放床位 96 张（其中 RICU 4 张），医护技术员 71 人，其中医师 29 人，具有研究生及以上学历者占比 88%，博士研究生导师 2 人，硕士研究生导师 1 人。年门诊量 14 万余人，年出院患者 4000 余人。

我科在常见呼吸系统疾病诊疗方面有极丰富的临床经验，疑难危重症救治水平位居北京市属医院前列，其中慢性阻塞性肺疾病和心肺运动生理的研究达到国内先进水平。我科各种先进诊疗设备齐全，是国内较早建立肺功能检查室、心肺运动试验室、呼吸睡眠监测室、支气管镜检查室的科室之一，较早开展了气管镜下冷冻、电切、氩气刀、超声内镜穿刺以及硬镜治疗等介入治疗技术。目前科室有呼吸重症、慢性阻塞性肺疾病、支气管哮喘、呼吸介入、肺间质病、肺癌、呼吸睡眠、肺部感染等呼吸亚专科 8 个。

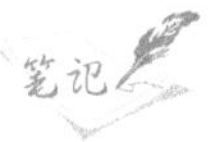

我科是北京市住院医师规范化培训基地、首都医科大学呼吸学

系博士研究生培养点、首都医科大学呼吸学系博士后流动站等，承担着药物临床试验、住院医规范化培训及进修医生、博士后、研究生、本科生及医学/护理生的教学、生产实习工作。主持完成了国家自然科学基金、北京市自然科学基金、首都医学发展科研专项、北京市及通州区科研专项等20余项。临床专业技术水平、科研能力、教学能力在北京市属医院中领先。2020年获批北京市临床重点专科建设项目资助。在2022年度中国医院/中国医学院校科技量值（STEM）5年综合排名中位居第42。

多年来，我科全体医务人员兢兢业业、努力提高医疗技术和医疗服务水平，树立良好的医德医风，在医、教、研等各项工作中均取得了较好的成绩，救治了大量的危重疑难患者。

我科将继续秉承“仁爱博精”院训，以“患者为中心、提高医疗服务质量”为宗旨，积极诊治呼吸科常见病、疑难病及呼吸危重症患者，继续扩大亚专科特色门诊，保质增量肺功能、气道激发试验、心肺运动监测、呼吸睡眠监测、呼出气一氧化氮测定等多项呼吸系统疾病辅助检测项目，提升支气管镜下治疗和经皮肺穿肺结节消融术等新技术水平，不断拓展服务功能，提升整体诊疗水平，力争成为首都大三甲医院中具有强大医疗服务能力和学科特色的呼吸专科，为广大患者更好的服务。

笔记